L'ACADÉMIE NATIONALE DE CHIRURGIE AU SERVICE DE L'HISTOIRE

Séances solennelles : articles et conférences

Médecine à travers les siècles

Collection dirigée par le Docteur Xavier Riaud

L'objectif de cette collection est de constituer « une histoire grand public » de la médecine ainsi que de ses acteurs plus ou moins connus, de l'Antiquité à nos jours.
Si elle se veut un hommage à ceux qui ont contribué au progrès de l'humanité, elle ne néglige pas pour autant les zones d'ombre ou les dérives de la science médicale.
C'est en ce sens que – conformément à ce que devrait être l'enseignement de l'histoire –, elle ambitionne une « vision globale » et non partielle ou partiale comme cela est trop souvent le cas.

Dernières parutions

Françoise GUILLON-METZ, Mélanie GUERIN-BOYER, *Louis XIV un souverain diabétique, ou De Regis Gallicorum re medica*, 2021.
Xavier RIAUD, *Petit manuel historique de l'odontologie du sport*, 2021.
Michel A. GERMAIN, *Médecines antiques des Romains et des Germains. Confrontation et analyse*, 2021.
Ali HAMDAN, *De la médecine coloniale à la santé communautaire au Sénégal*, 2020.
Geneviève HERY-ARNAUD, Dominique LE NEN, *Pierre Le Damany, grand médecin breton. Souvenirs d'un étudiant en médecine, Rennes (1887-1891)*, 2020.
Xavier RIAUD, *Carnet de voyage académicien d'un historien de la médecine*, 2020.
Xavier RIAUD, *La Greffe générale. Journal satirique des blessés de la face de l'hôpital du Val-de-Grâce (1917-1918)*, 2020.
Pierre AUBRY, avec la collaboration de Bernard-Alex GAÜZERE, *Médecins et expéditions coloniales françaises au XIXe siècle (Afrique Noire et Madagascar)*, 2020.
Philippe SCHERPEREEL, *Le sang, imaginaire et réalités. Des excès de la saignée à la transfusion sanguine*, 2020.
Georges TRAVERT, *La mucoviscidose. Histoire d'une aventure médicale et humaine*, 2019.

Sous la direction du président
Philippe Marre

L'ACADÉMIE NATIONALE DE CHIRURGIE AU SERVICE DE L'HISTOIRE

Séances solennelles : articles et conférences

Préambule du Dr Xavier Riaud

L'Harmattan

« On ne connaît pas complètement une science
tant qu'on n'en sait pas l'histoire. »

Auguste Comte (1798-1857),
philosophe, père fondateur de la sociologie.

Préambule

Sortant de la commémoration des 75 ans de l'Ordre national des chirurgiens-dentistes, après avoir été missionné par la plus haute instance de ma profession à cette fin en 2019, nous[1] avons été aussitôt demandé pour mettre en pages ce projet de recueil d'actes de l'Académie nationale de chirurgie et pour concevoir un opus de référence(s). L'Académie est très attachée à son histoire et à l'histoire de ses membres. La chirurgie de l'avenir passe indubitablement par la connaissance de ses maîtres et de leurs innovations.

Aussi, il nous a été essentiel de mettre en valeur les travaux historiques présentés lors de séances solennelles de cette illustre Compagnie, par ses anciens présidents, ou anciens secrétaires généraux. Ce projet avait été évoqué en 2018, il prend corps aujourd'hui.

Mais, quel honneur de nouveau ! Nous avons bien évidemment accepté tout de suite.

Elu membre libre en 2013 de cette belle et noble institution, nous sommes venu plusieurs fois (2013, 2014, 2016, 2018, 2020) depuis exposer nos recherches devant une assemblée composée des plus grands chirurgiens français tous mondialement reconnus.

Nous avons toujours été reçu avec la plus grande gentillesse et la plus grande attention dans l'amphithéâtre de l'Académie, un lieu empli de lithographies de figures emblématiques de l'histoire de la médecine. Un regard, chargé d'une émotion sincère, suffit pour comprendre que les plus grands noms sont passés par ici.

[1] Nous de majesté employé par choix, préférentiellement, au vu de l'importance de cet ouvrage et par respect envers ceux qui nous l'ont demandé.

De fait, ce n'est pas sans cette même émotion que nous nous consacrons aujourd'hui à ces quelques pages riches de présentations remarquables faites par des hommes tout aussi remarquables.
Ayant créé la Collection médecine à travers les siècles aux Éditions L'Harmattan en 2006 et la dirigeant depuis (128 livres publiés), nous avons été fier de la mettre au service de ce beau projet.
Larrey, La Martinière, Leriche, de Chauliac, Carrel, D'Aubigné, Mouret, les frères Judet, Redon ou Denoix, etc. Autant de noms illustres qui ont marqué l'histoire de la chirurgie française et laissé l'empreinte indélébile d'un talent véritable, et d'une science indéniable.
Bonne lecture !

Docteur Xavier Riaud
Docteur en chirurgie dentaire
Docteur en épistémologie, histoire des sciences et des techniques
Lauréat et membre titulaire de l'Académie nationale de chirurgie dentaire
Membre libre de l'Académie nationale de chirurgie
Directeur de la Collection médecine à travers les siècles aux Éditions L'Harmattan

Introduction

Cet ouvrage est né de l'initiative de Xavier Riaud, membre de l'Académie nationale de chirurgie et passionné d'histoire de la médecine. L'Académie a accepté avec plaisir son projet de publier les conférences historiques faites depuis une dizaine d'années par ses secrétaires généraux à l'occasion de ses séances solennelles annuelles.
Héritière de l'Académie royale de chirurgie fondée au XVIIIe siècle, l'Académie est une association privée à but non lucratif d'intérêt public créée en 1935. Il lui a été confié la mission de service public de transmettre et de diffuser, notamment aux jeunes chirurgiens, l'excellence de la chirurgie française. Rappeler l'histoire de la chirurgie est une des façons privilégiées de répondre à cette mission et ainsi de mieux comprendre l'évolution actuelle de cette composante importante de la médecine.
Les destins chirurgicaux évoqués dans cet ouvrage ont un double intérêt historique. Ils soulignent d'une part les rôles déterminants de fortes personnalités dans l'évolution de la chirurgie. Ils montrent d'autre part combien ce retour historique permet de saisir la façon dont la chirurgie accompagne l'évolution des tendances profondes de la société française. Voici leur présentation chronologique.

Le premier traité chirurgical français.
Guy de Chauliac rédigea au XIVe siècle la première encyclopédie chirurgicale française en latin intitulée *Chirurgica Magna.* Cette "Grande Chirurgie" traduite en français fit l'objet de nombreuses publications, mais il fallut attendre le XVIe siècle pour qu'Ambroise Paré rédige le premier traité chirurgical directement en français.

L'Académie royale de chirurgie.

Germain Pichault de la Martiniére créa en 1748 l'Académie royale de chirurgie en raison du succès de la Société royale de chirurgie fondée par Georges Mareschal, chirurgien de Louis XIV en 1731, et présidée ensuite par Francois Gigot de Lapeyronie. La création de cette Académie marque le début du prodigieux essor de la chirurgie qui culmina au milieu du XXe siècle.

La grande chirurgie traumatique des guerres de la Révolution et de l'Empire.

Dominique Jean Larrey, chirurgien en chef de la Grande Armée, fit faire de grands progrès à la chirurgie traumatologique de guerre au début du XIXe siècle. Il lui conféra ses lettres de noblesse en donnant ses soins à tous les blessés, quelle que soit leur appartenance.

L'aube des greffes d'organes.

Alexis Carrel, chirurgien de Lyon du début du XXe siècle, émigra rapidement aux États-Unis où il développa les techniques de la chirurgie vasculaire de précision. Il facilita ainsi les débuts de l'épopée des transplantations d'organe qui occupa la seconde moitié de ce siècle.

La naissance de la chirurgie de la douleur.

René Leriche, autre chirurgien de Lyon du début du XXe siècle, fut un des premiers à reconnaître l'importance de la chirurgie de la douleur permettant le développement de la chirurgie fonctionnelle. C'est en outre à lui que fut confiée, en 1919, la difficile mission d'organiser le retour de la chirurgie française à Strasbourg, après la Première Guerre mondiale.

L'avènement de la chirurgie cardiaque en France.

François de Gaudart d'Allaines, incarnation du grand patron parisien du milieu du XXe siècle, introduisit la chirurgie cardiaque en France, après la fin de la Seconde Guerre mondiale. Avec son élève Charles Dubost, il fit venir Alfred Blalock à l'hôpital Broussais en 1947, pour opérer des enfants "bleus" souffrant d'anomalies circulatoires cardiaques.

La naissance de la chirurgie orthopédique moderne.
Les frères Jean et Robert Judet furent de grands innovateurs en chirurgie orthopédique dans la seconde moitié du XXe siècle mettant au point dès 1945 la première prothèse articulaire de hanche au monde. Avec Robert Merle d'Aubigné, ils eurent un rôle majeur dans la structuration et l'épanouissement de la chirurgie orthopédique, et traumatologique.

La structuration de la chirurgie carcinologique.
Pierre Denoix et Henri Redon ont contribué, chacun à leur manière, au milieu du XXe siècle, à l'organisation de la prise en charge des cancers. Pierre Denoix fit reconstruire le grand institut Gustave Roussy devenu le modèle des centres de lutte contre le cancer regroupant toutes les spécialités médicales et chirurgicales concernées. Henri Redon fut un innovateur en précisant la place de la chirurgie dans la stratégie thérapeutique carcinologique.

L'irruption de la chirurgie coelioscopique comme symbole des thérapeutiques mini-invasives.
Enfin, Philippe Mouret et François Dubois ont diffusé dans le monde entier, en deux ans à la fin du XXe siècle, de 1987 à 1989, la technique de la chirurgie abdominale à ventre fermé appelée chirurgie coelioscopique. Cette innovation remarquable a été contemporaine de nombreux autres progrès médicaux et chirurgicaux tendant à rendre les procédés diagnostiques, et thérapeutiques moins invasifs. Elle devint ainsi le symbole de la chirurgie mini-invasive.

Cette évocation de grandes personnalités chirurgicales françaises n'est pas exhaustive.
Celles qui ont été retenues ont chacune marqué l'évolution de la chirurgie dans un moment important de l'histoire de la société française.

Philippe Marre
Président de l'Académie nationale de chirurgie 2021.

Dominique-Jean Larrey[2]

Dominique Larrey, professeur de clinique chirurgicale au Val-de-Grâce, chirurgien en chef de la garde impériale, chirurgien en chef de la Grande Armée, membre de l'Académie de médecine, membre de l'Institut, n'a jamais été membre de l'Académie de chirurgie.

Il s'agit d'un aléa de l'histoire, car l'Académie fut dissoute par la Convention au début de sa carrière en 1793 et ne fut rétablie qu'en 1843, année qui suivit sa disparition.

J'ai donc dérogé à l'habitude qui veut que l'on présente à cette tribune le portrait d'un ancien membre de l'Académie. Mais, j'espère qu'après l'exposé de ses hauts faits, personne ne contestera qu'il n'aurait pas déparé notre compagnie.

Né à Beaudéan, petit village au centre des Pyrénées, le 8 juillet 1766, orphelin à 3 ans de son père maître cordonnier, Dominique-Jean Larrey fut éduqué par le curé du village, l'abbé Grasset, qui remarquant sa vive intelligence, lui conseille à 14 ans de rejoindre à Toulouse son oncle Alexis Larrey, chirurgien en chef de l'hôpital Saint-Joseph de La Grave et membre correspondant de l'Académie de chirurgie. Son chemin était déjà tracé, d'autant que deux autres Larrey avaient déjà embrassé cette profession.

Beaudéan/Toulouse, cinq jours de marche à pied, un accueil chaleureux de l'oncle Alexis, le 10 mai 1780. Sept ans passés à Toulouse. Un enthousiasme immédiat exceptionnel pour la chirurgie, un succès précoce au concours d'aide-major de l'hôpital, une thèse sur la *Carie des os* qui lui vaut de la part

---

[2] Par Henri Judet, ancien Secrétaire général de 2009 à 2014 et ancien Président de l'Académie nationale de chirurgie en 2016.
Séance solennelle du mercredi 19 janvier 2011. Salle du Conseil de l'Université René Descartes.

de la ville et de l'Université, une médaille de vermeille. En 1787, il part à la conquête de Paris, baluchon sur l'épaule, toujours à pied.

Une lettre de recommandation de son oncle au Secrétaire perpétuel à l'époque de l'Académie royale de Chirurgie, Antoine Louis, lui permit d'accéder à l'enseignement prestigieux de Pierre Desault à l'Hôtel-Dieu. Dominique est fasciné par ce maître dont il suit assidûment toutes les activités. Mais, il faut gagner sa vie, donc avoir un poste. Dominique Larrey passe brillamment le concours de chirurgien major des vaisseaux du Roi à l'âge de 21 ans, n'ayant jamais navigué.

Départ pour Brest, toujours à pied avec au passage à Laval un pèlerinage à la maison d'Ambroise Paré. *« En y entrant, je fus saisi d'un sentiment de vénération tel que, m'abandonnant à ma douce illusion, je crus que j'allais voir paraître à nos yeux ce grand homme, lorsque tout à coup la présence des propriétaires de la maison détruisit le prestige qui abusait mon imagination ».*

Embarquement le 3 mai 1788, sur la *Vigilante*, direction Terre-Neuve. Voyage très inconfortable dans des terres hostiles. Victime du mal de mer lors de deux fortes tempêtes, il tire des conclusions physiopathologiques sur ce mal qui sont audacieuses pour un chirurgien : *« Ces mouvements contre nature, roulis et tangages impriment des secousses dont les effets se concentrent au cerveau. Les molécules de cet organe après avoir éprouvé une sorte d'ébranlement sont affaissées sur elles-mêmes et de là tous les symptômes qui caractérisent le mal de mer. Plus la masse du cerveau est grande et d'une consistance molle, plus cet organe est accessible à l'impression de ces causes. C'est ce qui fait que les jeunes gens et ceux chez qui le cerveau est très volumineux sont les plus sujets au mal de mer. Les personnes avancées en âge dont le cerveau est diminué de volume et offre plus de consistance que chez les sujets jeunes qui sont moins exposés à cette maladie ».*

Un moment agréable toutefois lors du passage à Saint-Jean-de-Latran, colonie anglaise. *« Nous fûmes étonnés de la beauté des femmes anglaises. Presque toutes sont d'une taille avantageuse, bien faites, ayant de belles formes, une belle chevelure, une coupe de figure agréable, de beaux yeux et des dents d'une blancheur éclatante ».* Notre jeune médecin ne s'intéresse pas qu'au mal de mer ! Mais, le retour fut des plus difficiles, l'équipage faillit mourir de faim en vue de Brest et il en conclut que son avenir n'était pas sur l'eau.
Retour à Paris au mois d'octobre 1788, cette fois-ci à pied, mais, faute d'argent, sur l'impériale d'une diligence où il crut périr plusieurs fois sous les morsures de la bise glacée.
1788 ! Paris est déjà en pleine effervescence. Dans un premier temps, Larrey fut de ceux qui entraînèrent les carabins vers la Bastille, mais les scènes horribles dont il fut témoin arrêtèrent rapidement son ardeur.
Et puis, il tombe amoureux de Marie-Elisabeth Leroux-Delaville dont le père avait été un temps ministre de Louis XVI et se montre fort réticent à cette idylle.
La question est provisoirement tranchée par une réquisition du Conseil de Santé qui envoie Dominique Larrey en 1792 à l'armée du Rhin. C'est la découverte de la guerre qui sera toute sa vie.
Et là premier étonnement, les hôpitaux ambulants censés secourir les soldats doivent par ordonnance de Louis XVI se tenir à un lieu en arrière de la ligne de bataille et n'intervenir qu'après la cessation des combats, soit 24 h à 36 h pour que les chirurgiens puissent entrer en action.
À la première fusillade, oubliant toute prudence et discipline, Larrey se mêle aux combattants pour secourir instantanément les blessés les portant sur son dos. Cette attitude lui vaut simultanément de la part du général Custine une mise aux arrêts pour désobéissance et des félicitations au nom de l'humanité avec une promotion d'aide-major principal.

Peu après, lors d'un combat devant Limbourg, le général Houchard est prêt à succomber sous le nombre des Prussiens. Larrey voit alors intervenir les batteries volantes qui sauvent la situation. L'idée des ambulances volantes lui vient alors à l'esprit : une unité mobile suivant sans cesse l'action pour pratiquer sur place les interventions d'urgence et les faire suivre de rapides évacuations.

L'accord est donné par Villemanzy, un commissaire des guerres conquis par cette innovation. Elles entrent en action au combat d'Ober-Ursel avec ces commentaires émerveillés de Dominique Larrey : *« Nous transportâmes une trentaine de blessés après les avoir posés sur le champ de bataille. C'était la première fois qu'un médecin se trouvait dans la mêlée. Ce combat dont je fus témoin de si près avait d'abord fait sur moi une vive impression, mais la jouissance intérieure que me causa l'idée du service éminent que venait rendre aux blessés ma nouvelle institution parvint bientôt à éloigner les sentiments qui m'affectaient et, depuis ce moment, j'ai toujours vu avec calme les combats et les batailles auxquels j'ai assisté. »*

La grande œuvre de Dominique Larrey était née. Et cette activité en première ligne ne l'empêche pas de mettre au point une nouvelle aiguille pour les sutures de l'anévrysme et d'envoyer un mémoire la décrivant à l'Académie de chirurgie qui lui vaut une médaille d'or.

Mais, la devise révolutionnaire était *« vaincre ou mourir »* et les généraux sous lesquels ont servi Larrey, Custine et Beauharnais n'ont pas vaincu. La guillotine les attendait.

Et Larrey lui-même, dénoncé pour avoir soigné et remis en liberté un prince autrichien recueilli sur le champ de bataille, est convoqué sur ordre de Robespierre devant le Comité de Salut public dont on sait que la sentence habituelle était la mort.

Heureusement, Larrey se souvient de son compatriote pyrénéen Barrère, conventionnel influent, qui lui permet

d'échapper au jugement à la condition de quitter rapidement Paris.
Il a juste le temps d'épouser Élisabeth Leroux-Delaville qu'il n'a pas oubliée et qu'il appellera toute sa vie *« ma douce Laville »*, à laquelle il écrira des quatre coins d'Europe une grande quantité de lettres affectueuses, mais auprès de laquelle il ne séjournera que très épisodiquement.
Départ pour Toulon où pour la première fois il voit le général Bonaparte. Mais, c'est lors de la campagne d'Italie, au château de Mombello que ce dernier, ayant entendu parler de la remarquable organisation des ambulances volantes, le convoque, l'accueille avec chaleur et le bombarde de questions. Larrey, envoûté, sera désormais totalement fidèle au Général, puis à l'Empereur.
Après l'Italie, ce sera l'Égypte où les ambulances volantes sont transformées en dromadaires volants avec une nacelle de part et d'autre pour transporter les blessés. Cette expédition fut l'occasion de nombreuses observations publiées en 1803 sous le titre *Relation historique et chirurgicale de l'expédition de l'Armée d'Orient en Égypte et en Syrie*. Il y est question de sujets aussi divers que :

- l'ophtalmie endémique ;
- le tétanos ;
- la peste ;
- la fièvre jaune ;
- l'atrophie des testicules ;
- la lèpre et l'éléphantiasis…

Après trois ans d'absence, le retour au foyer conjugal est quelque peu difficile, sa femme et sa fille, née entre-temps, ayant pris l'habitude de leur solitude. Heureusement, la situation s'arrangera puisque naîtra, en 1808, Hippolyte Larrey, futur membre de notre Compagnie.
Entre deux campagnes, Larrey avait été, en 1796, nommé à la chaire d'anatomie et de technique opératoire de l'hôpital d'instruction du Val-de-Grâce, ce qui ne fut pas sans mal, car certains

l'accusaient d'avoir obtenu le poste par *« escobarderie »*, ce qui, après enquête, fut démenti.

1805, c'est l'épopée impériale commencée par la célèbre marche de Boulogne vers Austerlitz. Sept corps d'armée marchant vers l'Autriche par des chemins différents, mais coordonnés de façon magistrale avec à leur tête tous les grands maréchaux : Lannes, Ney, Murat, Soult, Davout, etc.

Superbe manœuvre ! Mais, il faut que l'intendance suive et notamment le service de santé. Malheureusement et malgré les efforts inlassables de Larrey et de ses confrères, notamment Percy, le pouvoir en matière de service de santé ne relève que de l'administration de la guerre, et Napoléon, énumérant ses pires ennemis, ne manquera jamais de placer en tête les commissaires de guerre, devançant largement les cosaques. Jamais le corps médical n'obtint son autonomie, d'où d'innombrables aberrations comme celle d'obliger les infirmiers à utiliser deux fois, voire davantage, des pansements sanguinolents et purulents après lavage sommaire pour raison d'économie.

Mais, malgré ces difficultés, à la jonction des différents corps d'armée, à la frontière autrichienne, les ambulances de Larrey, nommé chirurgien en chef de la garde impériale, sont impeccablement organisées.

La légion de l'ambulance volante a trois divisions, l'une au centre du champ de bataille dirigée par Larrey et une à chaque aile avec possibilité de renforcer l'une ou l'autre suivant l'évolution du combat.

On compte au sein de chaque division 15 chirurgiens, 40 infirmiers dont 12 à cheval et 13 aides-soignants. Des sacoches en cuir permettent le transport des appareils à pansements et des instruments d'urgence.

Chaque division d'ambulance à 12 voitures, légère suspendues à deux ou quatre roues. La caisse avait la forme d'un cube allongé, percé sur les côtés de deux fenêtres. Deux portes battantes s'ouvraient en avant et en arrière. Le plancher de la caisse est formé d'un cadre mobile garni d'un matelas de crin recouvert de cuir. Il glissait facilement au moyen de quatre petites roulettes et quatre poignées en fer permettaient de les transformer en brancard. Tout était conçu pour le confort et la sécurité des blessés. Larrey fera varier cet effectif en fonction des besoins. En 1812, au départ pour Moscou, il comprend 884 chirurgiens dont la moitié ne reviendra pas.

En dehors de l'organisation des ambulances et des hôpitaux de campagne, que faisait Larrey sur le champ de bataille ? Il amputait (À Wagram, il soigne 1 200 blessés et effectue 300 amputations).

Il n'était pas difficile de localiser l'ambulance. Il suffisait de repérer une pyramide de membres amputés, bras et jambes mêlés. Elles sont même évaluées à leur dimension. Pour le capitaine Aubry, au soir de la bataille de Leipzig, *« le tas de jambes et de bras est d'à peu près six pas de haut (3 mètres) sur autant de largeur »*.

Mais, l'amputation malgré sa fréquence reste un sujet de discussion. Un débat à l'Académie de chirurgie en 1754 dirigé par Faure fait autorité. Sa conclusion : toute amputation faite sur le champ est en général très dangereuse par ses suites en raison du refoulement du sang vers le cœur et le cerveau.

Larrey, dans son mémoire de 1797 sur les *Amputations étayées de plusieurs observations*, s'oppose formellement à ces conclusions. Pour lui, seule l'amputation immédiate sur le champ de bataille permettra de sauver le blessé dont le membre est dilacéré par un éclat d'obus ou un boulet. C'est le seul moyen de contrôler le choc crural, la douleur et l'hémorragie. Il distingue toutefois quelques cas où l'on peut différer et d'autres où l'on peut tenter de conserver le membre, mais ils sont rares et il conclut : *« D'ailleurs, il est difficile de fixer des règles positives pour tous les coups de feu qui varient à l'infini. C'est au talent et au génie du chirurgien qu'il appartient de saisir les circonstances favorables et de les mettre à profit »*.

Et il ajoute : *« J'étais incertain sur les principes que cherchait l'Académie de chirurgie, mais les succès constants que j'ai obtenus dans l'application de mes préceptes me persuadent qu'ils remplissent l'intention de la nature, c'est-à-dire le but que se propose tout ami de l'humanité »*.
Et si l'on fait une étude comparative des travaux d'Ambroise Paré et de Dominique Larrey, étude il faut bien le préciser, non prospective et non randomisée, on constate un matériel et des méthodes identiques :
. La scie qui n'a pas évolué dans sa conception (H. Beyle, le futur Stendhal, raconte avoir rencontré à Vienne, avant la bataille d'Essling, dans une quincaillerie, le baron Percy achetant des scies en vue de la bataille).
. Les armes, peut-être plus agressives pour les armées de Napoléon, mais encore souvent de contact, avec pratiquement le même nombre de morts et blessés : 20 000 au siège de Metz pour Ambroise Paré, 20 000 à Eylau pour Dominique Larrey.
. Les techniques avec l'hémostase par ligature. Une différence, toutefois, A. Paré prône le lambeau et Larrey, l'amputation circulaire suivie de bandage non compressif. Pour les lésions hautes, il préfère la désarticulation.
. Quant aux résultats, il ne semble pas montrer de différence statistiquement significative entre les deux chirurgiens. Seule, diffère l'explication des échecs. Ambroise Paré fait appel à la participation de Dieu, *« je le pansai, Dieu le guérit ! »*, alors que Dominique Larrey en reste plus prosaïquement à la gangrène et à l'infection.

À deux siècles et demi d'écart, les chances de survie des blessés sur le champ de bataille ne sont pas liées au progrès de la technique, mais à l'organisation et à la promptitude des secours.
Toutefois, une certitude pour Larrey : l'indication de l'amputation doit être indépendante du grade du blessé.

Ainsi, à Essling, vers la fin de cette bataille sanglante sans vainqueur, le maréchal Lannes, assis sur le revers d'un talus, médite sur l'absurdité de ces guerres. Un boulet en fin de course ricoche et lui broie le genou gauche.
Transporté à l'ambulance, il reçoit la visite de l'Empereur qui aurait laissé couler quelques larmes, le Maréchal en profitant pour le prier de cesser ces guerres inutiles. Étant donné l'importance du personnage, Larrey demande avis à plusieurs chirurgiens majors expérimentés. La décision est unanime, même Maréchal, même proche de Napoléon, il doit être amputé. Peine perdue d'ailleurs, car Lannes mourra quelques jours plus tard et Napoléon continuera la guerre comme avant.
Larrey resta fidèle à l'Empereur jusqu'à Waterloo où, fait prisonnier, il est présenté au peloton d'exécution pour être fusillé. Reconnu par un médecin prussien qu'il a enseigné jadis à Berlin et par le maréchal Blücher dont il a sauvé le fils en 1813, non seulement il est libéré, mais il va être invité à la table du Maréchal prussien.
À partir de 1816, Larrey, 28 ans de service, 40 batailles, 200 combats et sièges de places fortes, sera tenu à l'écart. Il se consacre à l'écriture des cinq volumes de ses mémoires. Il est élu, sur ordonnance de Louis XVIII, membre de l'Académie royale de Médecine en 1820 et, en 1829, il accède à l'Institut de France. En 1832, il prend ses fonctions de chirurgien en chef de l'hôpital royal des Invalides jusqu'en 1838 où il est mis à 72 ans à la retraite, ce qu'il considère comme une humiliation.
Le 14 décembre 1840, impassible, vêtu de son vieil uniforme de Wagram, il assiste à la cérémonie du retour des cendres, reconnu et applaudi par quelques vétérans.
En 1842, il sollicite une mission pour visiter les hôpitaux d'Algérie avec son fils Hippolyte. À Bône, il pratique sa dernière intervention chirurgicale (amputation d'un avant-bras pour un poignet mutilé).

Son retour sera son dernier voyage. Atteint d'une pneumonie à Toulon, il meurt à Lyon, le 25 juillet 1842. Sa femme, la *« douce Laville »* est morte à Paris, trois jours plus tôt, le 22 juillet. Comme ils l'ont été pendant presque toute leur vie, malgré leur affection mutuelle, ils seront séparés dans la mort, Élisabeth dans le tombeau familial de Bièvres et Dominique au Père-Lachaise et, depuis 1992, aux Invalides dans le tombeau des gouverneurs.

Alors, au terme de cette vie tumultueuse, quelle est la personnalité réellement de Dominique Larrey ? Car, tel Napoléon avec le *Mémorial de Sainte-Hélène*, il a su créer grâce à ses mémoires de campagne une véritable légende de héros exemplaire et irréprochable faisant de lui le symbole de la chirurgie de guerre. Mais, si l'on écoute ses contemporains, la réalité n'est pas aussi limpide. Pour certains, il est perçu comme un gascon hâbleur, vantard, travestissant volontiers la vérité pour s'approprier ce que d'autres pouvaient revendiquer. Ainsi, trouve-t-on dans leurs journaux respectifs les avis d'un pharmacien aide-major de la Grande Armée et d'un étudiant en médecine ayant côtoyé Dominique Larrey sans avoir de raisons particulières de lui en vouloir. *« Aussi hâbleur à lui seul que trois Gascons ensembles, il parlait haut et avec une singulière assurance des choses qu'il ignorait entièrement. À l'armée, cette assurance effrontée passa pour du mérite, les gens en état d'en juger ne disant mot. De là, la disproportion immense que nous avons vue entre l'homme et sa réputation »*. Ou encore *« Il est d'une figure assez commune, a beaucoup de prétention et il suffit de l'observer, de suivre ses yeux pendant qu'il parle pour s'en apercevoir. Sa vanité lui fait souvent dire des choses qui n'existent pas »*. Et peut-être encore plus grave pour sa réputation de chirurgien, *« c'est un bon enfant sans être un adroit opérateur »*.

À ces réserves, s'ajoutent les difficultés toujours rencontrées pour se faire reconnaître par ses pairs où n'entrent peut-être pas seulement la concurrence ou la jalousie, mais, en grande partie, le caractère hâbleur de sa personnalité. *« Larrey n'abondait que dans son propre sens, ne défendait avec chaleur que ses idées personnelles ou celles qu'il s'était si complètement assimilées qu'il était persuadé d'en être le véritable auteur »,* commentaient ses collègues au Conseil de Santé.

Cinq fois candidat à des chaires à la faculté de médecine de Paris ou à l'Académie des sciences, il ne fut jamais élu. Il n'obtiendra sa place à l'Institut que 25 ans après sa première candidature.

Quant au façonnage de sa légende, l'épisode du tableau glorifiant la bataille d'Eylau en est une bonne illustration. En 1807, apprenant qu'une vaste composition glorifiant cette bataille va être mise en concours et que Napoléon souhaite que le dévouement des chirurgiens soit mis en valeur, Larrey demande sans hésiter au peintre Girodet, convaincu de son succès, de lui donner la meilleure place sur ce tableau.

« Ma demande est d'autant plus fondée que j'étais le seul chef ayant dirigé sans désemparer les pansements de tous les blessés. C'est moi qui ai fait toutes les grandes opérations. Mon collègue, Monsieur Percy n'a fait que paraître dans cette terrible journée et n'a point pratiqué une seule opération ». Finalement, ce tableau fut peint par Gros et Percy masque presque entièrement Larrey.

Mais alors, devant toutes ces réserves, qu'est-ce qui fait de Larrey le symbole de la chirurgie de guerre ? C'est sans aucun doute son engagement sans faille auprès des soldats. *« C'était la première fois qu'un médecin se trouvait dans la mêlée, l'institution du ramassage immédiat des blessés au cœur même du combat malgré les dangers et difficultés immenses que cela représentait fit une grande sensation chez les soldats. Ils étaient déjà tous persuadés d'être secourus au même instant qu'ils seraient blessés et d'être enlevés immédiatement du champ de bataille ».*

Dévouement et fidélité aux soldats en toutes circonstances, comme l'illustre magnifiquement l'épisode dit de la douane de Bautzen.
Nous sommes en 1813. La Grande Armée s'est engloutie dans les neiges de Russie. Napoléon doit faire face à toute l'Europe coalisée pour l'hallali. De jeunes gens à peine adolescents (16 ans) sont recrutés dans les villages. Ils sont surnommés « les Marie Louise ».
Sans le moindre entraînement préalable, ils gagnent la Saxe à marche forcée *« un shako trop large lui tombant sur le nez, un fusil trop lourd leur pesant sur l'épaule »*. Ils n'ont qu'une idée en tête, survivre et rentrer dans leur village. La mutilation volontaire apparaît comme l'unique moyen : se couper les doigts pour ne plus pouvoir tirer ou se briser les canines de la mâchoire supérieure pour ne plus pouvoir déchirer la cartouche.
Napoléon ordonne, le 11 juin 1813, le rassemblement par les soins de Desgenettes de tous les militaires ayant les doigts tronqués au camp de la douane de Bautzen et déclare : *« Tout soldat qui serait convaincu de s'être blessé volontairement pour se soustraire au service sera condamné à mort »*. Ils sont environ 2 600 à être rassemblés, 2 600 soldats, dont une majorité autour de 16 ans qui sont menacés d'être fusillés. L'Empereur nomme un jury sous la présidence de Larrey pour trancher au cours d'un examen systématique des suspects entre les blessures extérieures et celles que l'on se fait soi-même. Larrey et le jury examinent un à un tous les suspects et concluent : *« Le jury en se résumant proteste qu'il est physiquement impossible d'établir la moindre preuve qu'aucun des militaires visités par lui ne se soit mutilé volontairement »*.
L'Empereur accueille très froidement Larrey qu'il reçoit en audience quelques jours plus tard. *« Eh bien, Monsieur, persistez-vous dans votre opinion ? »* Non seulement Larrey persiste, mais il convainc l'Empereur par une très belle

démonstration de balistique que les blessures aux doigts s'expliquent parfaitement. Le chirurgien s'entend dire à la fin de l'entretien : *« Adieu, Monsieur Larrey ! Un souverain est bien heureux de devoir à faire à un homme tel que vous »*.

L'Empereur convaincu, reste l'état-major qui ne dissimule pas sa mauvaise humeur et Larrey conscient de cette hostilité fait passer une note à tous les chirurgiens principaux de l'armée confirmant que, quels que soient les soupçons établis sur les mutilations volontaires, il n'existe aucun signe permettant de les distinguer des blessures extérieures.

« Le médecin est et doit être l'ami de l'humanité. En cette qualité, il doit toujours parler et agir en sa faveur. Vous devez toujours panser le coupable comme l'innocent et vous ne devez voir que l'organisme du malade. Le reste ne nous regarde pas ».

Les maréchaux ne pardonnèrent pas à Larrey ce qu'ils considéraient comme une *« ruse »* et le maréchal Soult, devenu ministre de la Guerre, refusera, en 1842, trente ans plus tard, à son fils, Hippolyte, que son père soit inhumé dans un petit coin du jardin de l'infirmerie des Invalides. Ainsi, Larrey, pour la sauvegarde des soldats, n'avait pas hésité à braver la colère de l'Empereur et de son état-major. Pour lui, plus que la manœuvre politique ou la stratégie comptait la vie des soldats.

Larrey a eu droit à de nombreux éloges, et pas des moindres, puisque venant de l'Empereur lui-même qui lui offrit sa propre épée à la bataille d'Eylau, le fit baron d'Empire, le 15 août 1809, et dira de lui dans son testament : *« C'est l'homme le plus vertueux que j'ai connu ! »*

Pendant les Cent-Jours, il lui fit cette confidence : *« Votre fidélité ne me surprend pas. J'ai le regret, je tiens à vous le dire, de n'avoir pas fait assez pour honorer vos services »*.

Et dans le *Mémorial de Sainte-Hélène*, il dicta à Las Cases ces phrases magnifiques : *« Il a laissé dans mon esprit l'idée du bien »* ou encore *« Si l'Armée élève une colonne à la reconnaissance, elle doit l'élever à Larrey »*. Mais, également des adversaires comme le duc de Wellington à Waterloo, qui, voyant passer l'ambulance de Larrey, fait arrêter les tirs et déclare : *« Je salue l'honneur qui passe »*.

Mais, le témoignage de gratitude qu'il reconnaît lui-même comme l'ayant le plus touché se situe lors du fameux et terrible passage de la Bérézina en 1812 où, dans des conditions épouvantables, ces rudes et glorieux soldats à la dérive, dans la situation la plus périlleuse qui soit, dans une cohue indescriptible, le voyant se présenter, se sont dressés dans un même élan pour clamer : *« Place à Monsieur Larrey ! »*.

Non seulement il les avait soignés avec un courage et un dévouement sans faille, mais il avait gagné leur estime.

« Place à Monsieur Larrey ! »

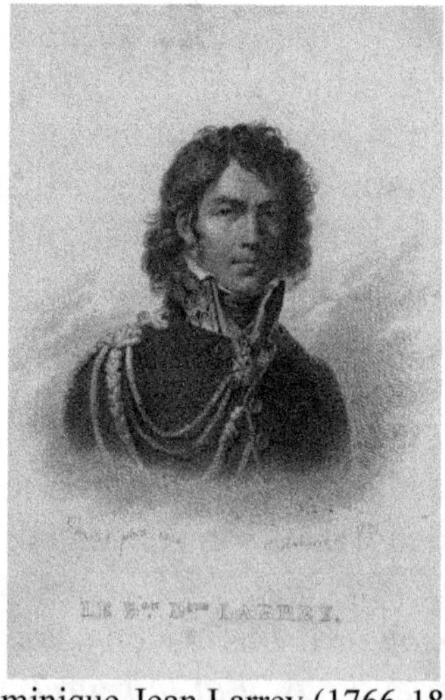

Dominique-Jean Larrey (1766-1842)
(© Bibliothèque interuniversitaire de Santé, Paris, 2021, Réf. 02038).

Germain Pichault de La Martinière[3]

L'éloge de Germain Pichault de La Martinière a déjà été prononcé en ces lieux le 22 avril 1784, peu de temps après sa mort, par Antoine Louis, secrétaire perpétuel de l'Académie royale de Chirurgie.

Lorsque l'on relit cet éloge, on trouve à la fin la note suivante *« La Martinière ayant été en quelque sorte l'âme de l'Académie royale de Chirurgie pendant 36 ans on devait s'attendre à un éloge plus approfondi et plus détaillé de la part de Louis. Mais cette fois, le secrétaire perpétuel avait été pris au dépourvu, aussi, dans cet éloge, il est bien moins fait l'historique de la vie de La Martinière que donner libre cours à sa douleur. Ce sont des accents partis du cœur qu'il a fait entendre »*.

Il m'a paru opportun, 227 ans plus tard, de tenter de compléter dans le même lieu ce qu'Antoine Louis n'avait pu dire concernant celui qui fut 36 ans président de l'Académie royale de Chirurgie, de quoi faire rêver nos présidents actuels dont le mandat se limite à un an.

Germain Pichault est né le 27 septembre 1697. Son père était Maître chirurgien barbier à Argenton-les-Eglises dans la province du Poitou et son grand-père paternel exploitait une ferme dans les environs, nommée La Martinière, nom que Pichault adoptera lors de son accession à la Cour.

Germain est orphelin à 9 ans, élevé par son parrain et pris en main par le successeur de son père René Guilbault. Il s'avère

---

[3] Par Henri Judet, ancien Secrétaire général de 2009 à 2014 et ancien Président de l'Académie nationale de chirurgie en 2016.
Séance solennelle du mercredi 18 janvier 2012. Salle du Conseil de l'Université René Descartes.

particulièrement douer et va présenter en octobre 1719 à l'âge de 22 ans son examen de Maîtrise.

• Le jury, à l'époque, se composait :
- d'un Docteur régent de la faculté qui avait le droit exclusif de qualifier les chirurgiens par ailleurs exclus de la faculté ;
- d'un Lieutenant en chirurgie du Poitou représentant le Premier chirurgien du Roi qui dirige le Collège de Saint-Côme ;
- d'un Maître chirurgien barbier de la ville de Poitiers.

• Le programme est fourni :
- pratiquer les saignées ;
- traiter et fermer les plaies ;
- arrêter une hémorragie par ligature des vaisseaux ;
- réduire et immobiliser fracture et luxation ;
- inciser les abcès ;
- amputer les membres ;
- trépaner un crâne ;
- réaliser les accouchements difficiles ;
- amputer un sein cancéreux ;
- tailler une vessie pour extraire un calcul.

Brillamment reçu Maître en l'Art et la Science de la chirurgie et de la Barberie, il sera particulièrement frappé par cette déclaration du greffier lui annonçant son succès : *« Maître Pichault, vous devez vous souvenir toujours que, chirurgien barbier, vous êtes le commis et le serviteur des médecins »*. Son futur combat pour la reconnaissance de la dignité du chirurgien est en germe dans cette phrase. Ambitieux en dépit de sa modeste extraction, il va se retrouver rapidement entraîné dans les plus hautes sphères de la Cour.
Il réussit à obtenir une lettre de recommandation de la Duchesse d'Autun auprès du Prince Charles de Lorraine, Comte d'Armagnac, grand personnage de la Cour, vivant dans

l'entourage immédiat du Roi. On imagine ce jeune Poitevin, découvrant Paris et gagnant le somptueux Hôtel d'Armagnac, rue Saint-Honoré. Il parvient à atteindre l'antichambre du Prince où un secrétaire accepte de remettre la lettre à Charles de Lorraine et, signe du destin, le Prince vient juste dans une chute de cheval de se donner une entorse au genou. Il souffre ! Un chirurgien, même très jeune, même venant du fin fond du Poitou, quelle providence !

Germain ne s'impressionne pas. Il demande un linge imbibé d'eau froide qu'il applique sur l'articulation, geste que l'on peut assimiler de nos jours à la cryothérapie, puis il l'immobilise avec des baguettes de bois maintenues par une bande de toile. L'effet est immédiat, le Prince, bien immobilisé, est soulagé.

Il engage d'emblée Pichault avec appointement et logement dans son hôtel. Désormais attaché au Prince, grand Écuyer de France, il va le suivre à la Cour.

D'abord aux Tuileries en 1721 où il bénéficie une nouvelle fois de circonstances favorables, Louis XV, qui n'a que 11 ans - nous sommes sous la Régence -, est au plus mal. Malade depuis plusieurs jours, il tremble de fièvre dans les bras de sa nourrice. Tous les médecins et chirurgiens de la Cour sont à son chevet. On trouve là, Dodart, le Premier médecin, Lapeyronie, le Premier chirurgien. Ils sont dans l'expectative, hésitant à suivre la proposition du médecin consultant Helvétius qui préconise une saignée au pied.

Alors, s'élève de l'assistance la voix de Germain qui confirme l'indication, prend lui-même en main avec dextérité l'opération et l'enfant s'endort, soulagé. Il guérit les jours suivants. Germain a fait forte impression !

En 1722, il suit la Cour qui regagne Versailles. Le château sera désormais le centre de sa vie. En 1725, il devient chirurgien de la grande écurie entrant ainsi dans la Maison du Roi. Auparavant, un an plus tôt, à la mort de son grand- père, il hérite de la ferme de La Martinière. La ferme ne l'intéresse pas, mais, comme il est de pratique courante à la Cour, il prend le nom et devient Pichault de La Martinière. Et son extraordinaire parcours de Cour se poursuit.

En 1727, il achète la charge vacante d'un des huit chirurgiens du Roi servant par quartier. Il doit se faire agréer par le Premier chirurgien, en l'occurrence Lapeyronie, qui, se souvenant de l'épisode de la saignée au pied sept ans plus tôt, l'accueille bien volontiers. La Martinière aura toujours la plus grande admiration pour celui qu'il considérait comme son maître. En 1728, il sollicite et obtient son admission au collège de Saint-Côme.

Après un passage remarqué aux Armées pendant la guerre de Succession d'Autriche, le Roi le nomme chirurgien du Dauphin, alors âgé de 16 ans, qu'il accompagne à la bataille de Fontenoy.

En 1747, Lapeyronie meurt. La Martinière, appuyé par le Roi qui l'a apprécié dans son service auprès du Dauphin et dans son comportement sur les champs de bataille, lui succède. Premier chirurgien de Sa Majesté, il en sera très proche, d'autant que Louis XV, hypocondriaque et anxieux, appelle au moindre malaise, d'abord son confesseur parce qu'il a beaucoup à se faire pardonner et ensuite son chirurgien. C'est ainsi qu'il sera amené à jouer un rôle de premier plan dans divers évènements et drames de la Cour.

En 1770, le Dauphin Louis a épousé Marie-Antoinette, fille de l'impératrice Marie-Thérèse d'Autriche. Alliance, comme il se doit à l'époque, essentiellement politique. Il a 16 ans, elle a 15 ans. Rapidement, le bruit se répand à Versailles que le Dauphin ne satisfait pas à ses devoirs d'époux, situation humiliante pour lui et inquiétante pour la postérité royale. Louis XV, tout en disant *« Mon petit-fils n'est pas fort caressant »*, manda La Martinière pour déceler un éventuel obstacle mécanique à la consommation du mariage du genre *« phimosis ou toute autre anomalie comme celle que son prédécesseur Lapeyronie avait décrite »*. La Martinière

conclut que le Dauphin était bien constitué, la froideur avait uniquement des causes psychologiques.
Dès lors, Joseph II, frère de Marie-Antoinette, vient à Versailles, constate que *« sa sœur avait peu de tempérament et qu'avec le Dauphin, ils étaient de francs maladroits ensemble »* et parle d'homme à homme avec le Dauphin. Bientôt, Marie-Antoinette peut écrire à sa mère : *« Je suis dans le bonheur le plus essentiel pour toute ma vie. Il y a déjà plus de huit jours que mon mariage est parfaitement consommé ; l'épreuve a été réitérée et encore bien plus complètement que la première fois »*.
La Martinière sera un des acteurs principaux du drame de la mort de Louis XV. Au printemps 1774, le Roi préfère la résidence du Petit Trianon où il vit en compagnie de Madame Dubarry, loin de l'étiquette du château et des reproches de ceux, nombreux, qui voient d'un mauvais œil l'influence de sa maîtresse. De plus, ses facultés déclinent et il s'en ouvre à La Martinière devenu un confident intime qui lui répond : *« Sentez plutôt Sire qu'il faut dételer »*, mais il n'en a pas l'intention.
Fin avril, au retour de la chasse, le Roi ne se sent pas bien. Dans les heures qui suivent, la fièvre monte. Madame Dubarry veut garder le souverain auprès d'elle, mais on va chercher en toute hâte La Martinière qui se trouve à Bièvres où il habite. Il examine le Roi et déclare *« Sire, c'est à Versailles qu'il faut être malade ! »* et le Roi est transporté au château en quelques minutes.
Mais, la situation va se dégrader rapidement et l'on peut vivre les derniers jours du Roi en empruntant le récit qu'en fait Alexandre Dumas dans son roman *Joseph Balsamo*. *« Le médecin Bordeu avait signalé chez le Roi une petite vérole très maligne et le médecin La Martinière qui la reconnaissait comme son collègue opinait pour qu'on avertisse le Roi afin qu'il prît spirituellement et matériellement comme chrétien des mesures pour son salut et celui du Royaume. Le Roi, très*

chrétien, disait-il devrait se faire administrer l'extrême-onction. La Martinière représentait le parti du Dauphin, l'opposition. Bordeu prétendait que le simple aveu de la gravité du mal tuerait le Roi et que pour sa part il reculait devant un régicide. Bordeu représentait le parti Dubarry. En effet, appeler la religion chez le Roi, c'était expulser la favorite. Quand Dieu entre par une porte, il faut bien que Satan sorte par l'autre ».

Tout à coup, parue dans Versailles, l'austère et sinistre figure de Madame Louise de France, fille du roi, venue du Carmel de Saint-Denis. Elle entra pâle et sombre comme la statue de la Fatalité.

« - *Vous oubliez Dieu dit-elle au Roi !*

- *Moi ! je ne suis pas assez près de la mort. Ma maladie est légère réplique le Souverain !*

- *Quand un membre de la famille royale est atteint de la petite vérole, il doit être administré sur le champ.*

- *Madame ! s'écria le Roi fort agité et fort pâle, que dites-vous ?*

- *Madame ! firent les médecins avec terreur*

- *Je dis, continua la Princesse, que votre Majesté est atteinte de la petite vérole !*

- *Le Roi poussa un cri « Les médecins ne l'ont pas dit ! La petite vérole murmurait Louis XV, maladie mortelle. »*

« Bordeu, La Martinière, est-ce donc vrai ? »

Les deux praticiens baissèrent la tête. Louis XV mourut après une agonie de cinq jours pendant lesquels La Martinière ne le quitta pas un instant. Le Duc de Duras, premier gentilhomme de la Cour, lui épargnera l'ouverture du corps et l'embaumement. Mais, intime du Roi, reçu dans ses appartements privés, anoblis en 1749, chevalier de l'Ordre royal de Saint-Michel, nommé conseiller d'État en 1770, ce qui ne s'était jamais fait pour un Premier chirurgien, quel chirurgien était La Martinière et qu'a-t-il laissé à la chirurgie ?

Le chirurgien n'a pas laissé d'œuvre scientifique importante excepté un petit mémoire sur *Le traitement des plaies par armes à feu* et une communication à l'Académie sur *« L'opération du trépan au sternum »*.

Il se distinguera surtout lors des campagnes militaires du règne. Chargé comme chirurgien major de l'armée de Bavière, puis chirurgien-chef des gardes françaises de diriger et réorganiser le Service de Santé, ses succès chirurgicaux et son dévouement le rendront célèbre dans toute l'armée.
« Les plus grands seigneurs ne lui ont jamais pris un moment qui pouvait utilement être donné au dernier des soldats ». Il a été, avant Dominique Larrey, un partisan résolu des amputations primitives des membres après délabrement dû aux plaies de guerre.
Il semble que des doutes se soient élevés sur ses talents chirurgicaux au moment de sa nomination comme Premier chirurgien du Roi, curieusement exprimés par Antoine Louis lors de son éloge de 1784 : *« Les tranquilles citadins ne connaissent pas les périls de la guerre. Sujets aux indispositions qui naissent de l'oisiveté, de la gourmandise, du badinage, ils n'ont qu'une très faible idée de l'excellence de la chirurgie. Ils n'ont pas vu à Paris Monsieur de La Martinière dans les indigestions, les coliques, les dévoiements, la fièvre, les maux de gorge qui les ont attaqués après avoir passé la nuit au bal ou à une partie de jeu. De là, ils se sont permis d'élever des doutes sur l'étendue de ses talents. Nous pouvons assurer que personne n'a été plus digne de la première place que Monsieur de la Martinière. »*
Mais, si son parcours de chirurgien reste discret, son œuvre pour la chirurgie est considérable. Encouragé par Lapeyronie, il va, dès 1741, lorsqu'il est nommé chirurgien ordinaire du Roi, dresser pour Louis XV un tableau de l'état de la chirurgie et de la situation des chirurgiens. En 1670, les chirurgiens s'étaient groupés en une Communauté des Maîtres Chirur-

giens Barbiers de Saint-Côme pour défendre leur profession et assurer eux-mêmes l'enseignement de leur art. Cette communauté était dirigée par le Premier chirurgien du Roi. Très active elle attirait de nombreux étudiants dont un bon nombre de l'étranger. Les maîtres achetèrent sur leurs propres deniers aux religieux franciscains un terrain sur lequel ils firent édifier par l'architecte Joubert un amphithéâtre de forme octogonale avec coupole, toujours visible au 10, rue de l'École de Médecine.

Mais, La Martinière n'a pas oublié cette phrase du greffier lors de sa nomination comme Maître chirurgien barbier : *« Vous êtes le commis et le serviteur des médecins »*. Il n'a pas oublié que lors de sa nomination comme Premier chirurgien du Roi, il a dû prêter serment devant Chicoyneau, Premier médecin du Roi. Ce fut une rude épreuve pour sa fierté.

Profitant de son influence auprès du Roi, il va mener une lutte sans merci contre Chicoyneau pour rendre les chirurgiens égaux des médecins et indépendants d'eux. Les médecins sont appuyés par l'Université et les chirurgiens, soutenus sans faiblesse par le Roi. *« Il est de ma gloire de les élever »* dira Louis XV en décernant des lettres de noblesse à nombre d'entre eux. Chicoyneau dénonce au Roi l'insubordination croissante de La Martinière. Celui-ci ironise et n'hésite pas à s'attaquer à la réforme des programmes d'enseignement de la médecine. Il obtient en 1770 que les licenciés en médecine soient tenus avant d'exercer à 4 ans de stage hospitalier, dont deux aux côtés des élèves chirurgiens. La faculté de médecine doit enfin réformer profondément son enseignement et les chirurgiens étant maintenant diplômés de l'Université, le Premier chirurgien devient l'égal du Premier médecin. Il n'a plus à prêter serment. C'est une victoire totale.

L'apprentissage artisanal de la chirurgie est remplacé par un enseignement théorique et pratique donné par le collège de Saint-Côme après obtention de la licence ès arts. *« Le maître artisan a fait place au Docteur chirurgien »* écrit F. Iselin,

dans son bel ouvrage, et, comme nous sommes en plein siècle des Lumières, Antoine Louis de conclure : *« Telle est l'emprise de la raison qu'elle triomphe de tous les obstacles »*.
Infatigable, La Martinière va créer en province des écoles de chirurgie, codifiées à partir de 1772, à Paris, Lyon, Lille, Bordeaux, Marseille, Montpellier, Toulouse, Rennes, Nantes, Tours, Rouen, Orléans, Nancy, Toulon, Besançon, fonctionnant toutes avec les mêmes statuts rédigés par La Martinière. Il s'y réserve un rôle d'inspecteur.
En définitive, *« Il n'est peut-être pas dans tout le royaume de corps que Louis XV ait honoré d'une protection que les chirurgiens. Ils ont des professeurs royaux, ils forment une Académie royale qui jouit en France et à l'étranger de la plus haute considération, ils sont gouvernés par des statuts enregistrés au Parlement qui ont rappelé chez eux l'étude des lettres, qui les érige en Collège royal et qui en fait autant de notables bourgeois dans les villes où ils exercent leur profession »*.
Quant à l'Académie, Antoine Louis nous dit : *« Monsieur de La Martinière a présidé l'Académie pendant 36 ans et l'on peut assurer sans crainte d'être contredit, qu'il ne s'est pas passé un seul jour où il n'ait été occupé de l'honneur et des intérêts du corps dont il était devenu le chef »*.
En 1731, le Roi crée une Assemblée académique sur proposition de Mareschal et de Lapeyronie, mais ce n'est que le 2 juillet 1748 que La Martinière obtient les lettres patentes de Louis XV qui confère à l'Assemblée la qualité d'Académie royale, rattachée au ministère de la Maison du Roi dans la dépendance immédiate du souverain. Il faut imaginer l'Académie à cette époque. Il y avait bon nombre de membres qui n'y venaient guère que pour se voir et causer de leurs affaires. Les uns, au lieu d'écouter l'orateur se tenait dans la pièce voisine dans laquelle on faisait un bon feu en hiver, d'autres entraient et sortaient ouvrant et fermant les portes avec bruit.

Une partie des membres qui se présentaient dans le premier quart d'heure pour donner leur signature disparaissaient le moment d'après pour ne revenir qu'à la fin de la séance pour recevoir le jeton de présence. Des coteries ardentes s'étaient formées au sein de l'Académie et, de là, des attaques systématiques contre les hommes les plus méritants de la compagnie. Rien à voir avec nos studieuses séances actuelles du mercredi.
La Martinière décide de remettre de l'ordre dans la compagnie. En 1751, il fait modifier les statuts. Le Roi donne à l'Académie le droit de se recruter elle-même. Les remplaçants aux places vacantes sont désormais désignés par un vote. Tout membre qui au bout de deux ans n'a apporté aucun travail sera considéré comme démissionnaire, de même, écoutez bien, pour ceux qui n'assistent pas aux séances sans excuse valable pendant trois mois. L'autorité est restaurée !
« L'Académie acquiert une grande renommée parce qu'il y a toujours eu en son sein quelques hommes d'élite zélés pour ses vrais intérêts et pour sa gloire, qui lui consacrent toutes leurs veilles, qui travaillent sans cesse pour elle, et j'oserai dire malgré elle », constate Antoine Louis.
En 1769, l'activité est telle que l'amphithéâtre construit par Joubert ne suffit plus. La Martinière sollicite le Roi et lui fait acheter les terrains abandonnés par l'Hôtel de Bourgogne. Louis XV fait don de ces terrains à l'Académie pour y élever un édifice destiné à y tenir les séances et y faire les cours et démonstrations. La Martinière choisit l'architecte Gondoin et Louis XV, venant de mourir, c'est Louis XVI qui pose la première pierre le 14 décembre 1774. Gondoin construit en un an un bâtiment qui abrite l'Académie, l'École de chirurgie et l'École pratique. C'est dans cet édifice que nous sommes réunis aujourd'hui. La Martinière restera Premier chirurgien du roi Louis XVI et assistera à la naissance du Dauphin.
Il finira sa vie dans la maison qu'il a fait construire à Bièvres, qui existe toujours, mais a été quelque peu modifiée. Il l'a

partagée avec sa fille Marie-Anne, morte à 18 ans, à son grand désespoir. Elle était née de son mariage en novembre 1736 avec Marianne Nepveu. Celle-ci décédera 10 ans plus tard et La Martinière qui lui était profondément attaché lui restera fidèle sa vie durant.
Il s'éteint le 17 octobre 1783, âgé de 86 ans, entouré de quelques fidèles, dont Andouillé, son successeur comme Premier chirurgien du Roi. Sa tombe a disparu, enfouie sous les pavés d'une place publique de Bièvres. Persistent une rue et un jardin public portant son nom.

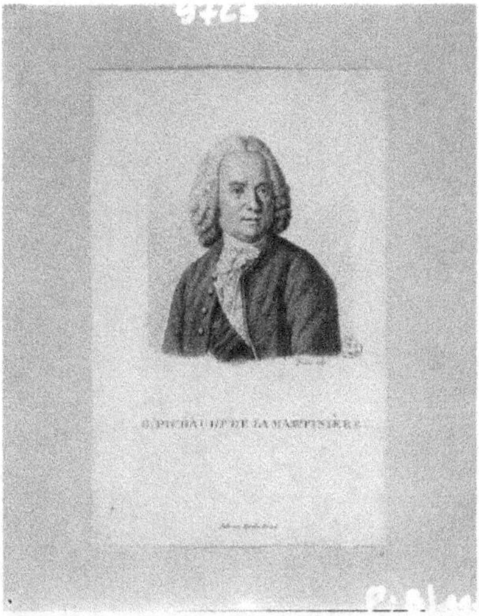

Germain Pichault de La Martinière (1697-1783)
(© Bibliothèque interuniversitaire de Santé,
Paris, 2021, Réf. 09723).

Évocation d'Alexis Carrel[4]

Le 5 novembre 1976, avenue de Breteuil, devant un domicile où il inaugure une plaque commémorative, Bernard Lafay, ancien résistant, président du Conseil municipal de Paris, déclare dans son allocution : *« La ville de Paris entend témoigner son estime et sa gratitude au précurseur dont les travaux sont à la source de l'évolution moderne des techniques chirurgicales et de la biologie cellulaire, mais aussi à l'homme d'une qualité morale exceptionnelle »*.

Le 18 novembre 1994, soit 20 ans plus tard, Bertrand Delanoë, futur maire de Paris en campagne, demande le changement de nom d'une rue portant celui d'un médecin *« partisan de l'élimination au gaz de certaines catégories humaines jugées déficientes »*.

Ces deux allocutions, très contradictoires, exprimées à vingt ans d'intervalle désignent le même homme : Alexis Carrel. Entre l'éloge enthousiaste et la condamnation infamante où se trouve la vérité ? C'est là toute l'ambiguïté d'Alexis Carrel.

Le 28 juin 1873, naît à Sainte-Foy-lès-Lyon, Marie Joseph Auguste Billiard, d'un père Alexis Carrel-Billiard, négociant, et d'Anne-Marie Ricard, son épouse. Ce n'est que beaucoup plus tard aux États-Unis que Carrel adoptera le nom et prénom de son père, supprimant Billiard trop difficile à prononcer pour les Américains. Les Carrel-Billiard font partie depuis le XVIIIe siècle de la bourgeoisie lyonnaise du textile.

À environ 5 km de la place Bellecour, perchée sur une colline qui domine à 300 mètres d'altitude, le confluent de la Saône

---

[4] Par Henri Judet, ancien Secrétaire général de 2009 à 2014 et ancien Président de l'Académie nationale de chirurgie en 2016.
Séance solennelle du mercredi 23 janvier 2013. Salle du Conseil de l'Université René Descartes.

et du Rhône, Sainte-Foy est alors un gros village agricole parsemé de vignes et de vergers.
Toute sa vie, Alexis Carrel va subir l'empreinte de ce lieu. *« Nous sommes les esclaves du lieu où nous avons passé notre enfance, c'est l'horizon immense de Sainte-Foy qui fait que je n'ai jamais pu habiter dans une rue, que j'habite à New York sur le toit d'une maison, dans un penthouse et qu'à l'Institut Rockefeller, mon bureau plane au-dessus de l'East River »*.
À l'âge de 4 ans, il perd son père. Sa mère, âgée de 25 ans, l'éduque dans un sens moral absolu, sévérité envers soi-même, mépris des distractions. Il va faire de bonnes études chez les jésuites qu'il juge trop rigides, mais auxquels il doit le questionnement spirituel qui ne le quittera jamais et un idéal altruiste. *« Je suis persuadé actuellement que la seule vie qui me convienne consiste à travailler afin de diminuer la souffrance morale, physique et intellectuelle des autres et de servir à leur progrès. »* Le choix des études médicales n'est donc pas fortuit.
Nommé interne en 1896, il choisit la chirurgie et ses maîtres seront les grands chirurgiens de l'École lyonnaise : Jaboulay, Ollier, Pollasson, Poncet, Testut, Vallas.
Excellent interne, il sera aide d'anatomie en 1898 et prosecteur l'année suivante. Il soutient sa thèse, le 2 juillet 1900, sur le goitre cancéreux et reçoit la mention *« Très bien avec éloges »*.
Dès 1896, il se lance dans l'expérimentation animale dans le laboratoire du professeur Saulier à la faculté de médecine de Lyon. Mais, au cours de ses années d'internat, il traverse une crise spirituelle. *« Dieu, seul, donne l'explication de la vie. Si nous étions vraiment persuadés de son existence, si nous étions logiques, nous devrions tout abandonner et ne nous occuper que d'observer les lois qu'il a fixées »*.
Et en mai 1902, il accompagne un train de malades qui se rendent en pèlerinage à Lourdes. Il consigne, heure par heure, la guérison dans la grotte de Marie Bailly, 22 ans, atteinte d'une péritonite tuberculeuse en phase terminale. Mais, Carrel

refuse de parler de miracle. Il reconnaît seulement qu'il s'est passé quelque chose et il écrira : *« Au-dessus de toutes les hypothèses et de toutes les théories, il y a les faits. Un fait a une autonomie suffisante pour s'imposer envers et contre toutes les théories »*.

Cependant, la presse s'empare de l'affaire et cette observation poursuivra Carrel toute sa vie. Elle le rend suspect auprès des scientifiques qui lui reprochent de reconnaître l'intervention d'un phénomène irrationnel et mécontente l'opinion cléricale qui lui reproche l'analyse froide, et clinique des symptômes sans référence au miracle.

Cette polémique écœure Carrel qui, sans soutien à Lyon après le départ d'Antoine Poncet pour Paris, face à l'hostilité du Dr Jean-Victor Augagneur, maire de Lyon, trop indépendant d'esprit pour intriguer, décide de renoncer aux concours après deux échecs et de quitter Lyon pour Paris. Puis, déçu par les conditions existantes pour l'expérimentation et la recherche, il embarque en mai 1904 pour Montréal. Dès le mois de juin, il présente au congrès de la Société médicale de Montréal une communication d'un quart d'heure intitulée *« Les anastomoses vasculaires et leurs techniques opératoires »*. Elle fait sensation alors que l'article princeps paru dans le *Lyon médical*, le 8 juin 1902, est passé inaperçu.

« Nous avons abouti à la conclusion que la seule technique raisonnable est la suture, la couture des vaisseaux bout à bout ou en T par des points à l'aiguille au fil très fin de soie ou de coton. Pour nous, le problème de la suture est résolu ».

La légende rapporte que l'idée lui serait venue lors de l'assassinat à Lyon du président Sadie Carnot ayant assisté de près à l'impuissance des grands chirurgiens lyonnais pour juguler l'hémorragie.

La légende dit également qu'il se serait entraîné à la couture auprès d'une célèbre brodeuse lyonnaise, Mme Leroudier. Par ailleurs, il connaissait la technique de suture éversante de son maître Jaboulay.

Son habileté chirurgicale impressionne René Leriche qui écrira : *« Il a été certainement avec Jaboulay la plus belle main chirurgicale que j'ai jamais rencontrée dans une carrière qui m'a fait connaître la plupart des grands chirurgiens du monde ».* Dès lors, Alexis Carrel va connaître un fulgurant succès international. D'abord, à l'Université de Chicago, puis, après une conférence retentissante à l'Université John Hopkins à Baltimore, soutenu par Harvey Cushing, il est engagé par Simon Flexner à l'Institut Rockefeller à New York. C'est la chance de sa vie ! Il a enfin les moyens de recherche qu'il n'avait pas en France et il est libre de constituer son équipe.

Dès lors se succèdent les expérimentations sur les transplantations de vaisseau, de tissus, d'organes entiers et les publications dans les grandes revues internationales. Mais, Carrel comprend vite que la clé du problème n'est pas la technique chirurgicale, mais la biologie des tissus et leur compatibilité, et il a l'idée de développer des techniques de culture *in vitro* de cellules isolées d'organes vivants.

C'est notamment l'histoire de la fameuse culture des cellules du cœur de poulet qu'il pensait immortelle et qui restera en vie jusqu'en 1946, dont l'anniversaire était rituellement célébré chaque année par son équipe.

Devant le succès de ses greffes, le public s'enflamme. *« Un docteur américain d'origine française, le Dr Carrel vient récemment de remplacer avec succès le cœur d'un riche Américain par un cœur de singe »,* titre un journal américain. Mais, ses succès restent ignorés en France et des polémiques surgissent aux États-Unis contestant sa paternité sur les cultures cellulaires, méthode qui aurait été développée auparavant par l'équipe du professeur Harrison à l'Université de Yale.

Supportant mal les doutes et les critiques de ses collègues, Carrel les invite à venir le voir et Samuel Pozzi, célèbre gynécologue, est le premier à répondre à son invitation. Ce dernier décrit Alexis Carrel : « *Je vois venir à moi un homme de petite taille, entièrement rasé à l'américaine, le front élargi par une calvitie précoce, brun, d'allure modeste dont le regard brille sous les verres d'un lorgnon qu'il ne quitte jamais. Il me fait penser à ces petits abbés italiens que j'ai rencontrés à Rome ou à Venise. Il parle d'une voix douce, un peu basse avec un léger accent américain* ».

Pozzi va de surprise en surprise. Il voit deux chiens, un noir et un jaune, chacun porteur d'une patte antérieure blanche empruntée à un troisième, un chien blanc qui a donné depuis plusieurs semaines son rein à un chien jaune. Il assiste à la mise en place d'un greffon veineux entre les deux extrémités d'une carotide sectionnée. Le sang passe normalement sans aucune fuite. Pozzi, stupéfait et conquis, rapporte ses travaux à l'Académie nationale de médecine où il suscite un intérêt poli.

Mais, le 10 octobre 1912, le prix Nobel de médecine et physiologie est attribué à Alexis Carrel « *en reconnaissance de ses travaux sur la suture des vaisseaux et la transplantation d'organes* ». Le rapport de Jules Akerman au comité Nobel stipule : « *C'est Alexis Carrel qui le premier par ces travaux commencés à Lyon, il y a dix à douze ans, inventa une méthode meilleure et plus sûre pour recoudre les vaisseaux. La méthode s'est montrée sûre et efficace par le fait qu'elle préserve des hémorragies postopératoires et des embolies. Mais, son plus grand mérite est de ne pas produire de rétrécissement à l'endroit de la suture. Se servant de la même méthode, Carrel a aussi remplacé la patte d'un animal par une autre et remis une jambe amputée à son ancienne place* ».

Les États-Unis revendiquent alors leur premier Prix Nobel, mais la presse française titre : « *Une victoire de la science française* ». Par contre, silence et indifférence de la France officielle, « *en France, pas un mot n'a été prononcé par le chef de l'État, pas un compliment n'a été formulé par le ministre de l'Instruction publique. L'Institut, la faculté de médecine, la*

Sorbonne sont demeurés muets. Carrel fut élevé à la Faculté de Lyon. Il n'a pas reçu d'elle en la circonstance un seul éloge » écrit le *Télégramme* de Toulouse.
On ne lui pardonne toujours pas l'affaire de Lourdes, on ne lui pardonne pas son départ à l'étranger et, par-dessus tout, on ne lui pardonne pas ses attaques contre les institutions médicales françaises, et des propos tels que : *« La préférence que les universités françaises témoignent aux forts en thème tue la science française »* ou encore *« Les Français sont piteux parce qu'ils sont ignorants de tout en dehors de leur spécialité »*. Tel est Carrel, abrupte, cassant, disant ce qu'il pense sans ménager l'interlocuteur. Malgré tout, il reste fidèle à la nationalité française et, surtout, montre un attachement indéfectible à Lyon. Il n'oublie pas, dans son discours de remerciement, ses maîtres lyonnais et sera presque aussi fier de sa désignation comme membre du Rotary Club de Lyon en 1939 que de sa nomination au Prix Nobel.
L'argent du prix lui servira à acheter la belle petite île de Saint-Gildas dans la Manche où il viendra chaque été se ressourcer.
Il est nommé correspondant national de l'Académie de médecine en 1913, mais ne sera élu correspondant de l'Académie des sciences dans la section médecine et chirurgie qu'en 1927.
En 1913, Carrel épouse Anne de la Motte, descendante de famille aristocratique, veuve et mère d'un enfant. Pour lui, les femmes doivent être rétablies dans leur fonction naturelle qui est de faire des enfants et de les élever. Or, celle qu'il épouse est tout le contraire de ce qu'il prône. C'est une maîtresse femme, sportive, un tempérament de chef, de meneuse d'hommes. *« Elle commandait à tout le monde y compris à son mari »* dira un proche. Mais, elle admire et respecte son mari avec qui elle ne vit qu'une partie de l'année. Elle est à ses côtés sur les champs de bataille de 14-18 et sera la première femme décorée de la Croix de guerre avec palme en 1915.

À la déclaration de guerre en 1914, Carrel est médecin aide major de 2ème classe et assistant jusqu'en novembre 1914 du professeur Léon Bérard à l'Hôtel-Dieu de Lyon. S'étant rendu sur le front de la Somme, il est horrifié par l'inefficacité des traitements aux blessés et par le manque d'asepsie. Il réussit, début 1915, à faire créer un hôpital expérimental pour soigner les blessés et perfectionner le traitement des plaies infectées. C'est l'Hôpital temporaire n°21 du Rond Royal à Compiègne, à 14 km du front. Une équipe de médecins, de scientifiques et de chirurgiens entourent Carrel et sa femme fait fonction de superintendante de l'équipe d'infirmières. Mais surtout, il fait venir Henry Drysdale Dakin, chimiste anglais ayant émigré aux USA en 1905. À partir de l'hypochlorite de soude, il crée un antiseptique facile à préparer, puissant et inoffensif. C'est le fameux Dakin que nous avons tous pu trouver en bonne place sur les chariots de soins de nos hôpitaux.
Dès lors, se développe ce que l'on va appeler la « méthode Carrel » exposée notamment dans un ouvrage en 1917 intitulé *Le traitement des plaies infectées* : débridement large et complet de la plaie et instillation continue, ou intermittente de solution de Dakin.
« Nous avons trouvé qu'une substance fortement bactéricide et cependant peu irritante telle que l'hypochlorite de soude de Dakin stérilise une plaie si elle entre en contact du microbe pendant un certain temps et sous une concentration déterminée. Seul, l'examen bactériologique permet de déterminer le moment où l'irrigation doit être arrêtée, c'est-à-dire lorsque les microbes ont disparu ».
L'efficacité est attestée par Carrel. Sur 303 blessés soignés au Rond Royal entre décembre 1915 et octobre 1916, 13 meurent seulement et il n'y a que deux septicémies. Cette méthode exigeante se heurte à l'hostilité de nombreux chirurgiens civils et militaires.
Almroth Wright, médecin colonel de l'armée britannique, à qui l'on doit la vaccination antityphoïdique, affirme : *« Le*

traitement des plaies suppurantes au moyen d'antiseptique est illusoire et la croyance en son efficacité est fondée sur des raisonnements faux ».

Carrel, pour convaincre, incite ses collègues à venir sur place, ce que Wright fera en 1916, lors de la première conférence interalliée. À l'issue de cette rencontre, il déclare que la méthode Carrel est la plus grande contribution à la chirurgie de guerre depuis le début du conflit. Carrel va recevoir les visites de Poincaré, Millerrand, Clemenceau. En 1917, il est fait commandeur de la Légion d'honneur. Au printemps 1917, Carrel crée une formation mobile qu'il appellera autos-chir capable de traiter les blessés sur le front même, rappelant les ambulances de Dominique Larrey. Mais, déçu par l'incompréhension des autorités militaires, il estime que *« rien de pratique ne peut être organisé en France »* et il retourne à l'Institut Rockefeller où il reprend ses travaux.

Le 28 novembre 1930, il rencontre Charles Lindbergh, le héros de la traversée de l'Atlantique, devenu un ingénieur remarquable. Alexis Carrel est fasciné par cette synthèse de qualité chez le même individu. *« D'ailleurs, les hommes qui font de grandes choses sont capables de les réaliser dans tous les domaines. Je ne crois pas au génie manqué ».*

Il cherche un appareil permettant de maintenir en vie pendant longtemps un organe libre jouant le rôle de cœur et de poumons. Lindbergh met au point une pompe fermée, d'une asepsie absolue, réplique presque parfaite des poumons, du cœur et des vaisseaux sanguins. *« Pour la première fois dans l'histoire de la médecine, un modèle mécanique vient d'être développé qui permet à un organe entier de vivre séparé du corps »,* déclare Carrel.

En fait, avec cet appareil, il s'intéressera plus à l'étude des organes du point de vue physiologique qu'à celle des transplantations à laquelle il a renoncé jugeant insurmontable le problème du rejet. Longtemps très proche de Lindbergh, il

vécut de très près l'enlèvement et la mort de son fils. Il s'en éloignera lorsqu'il prônera des opinions proallemandes.
« Un des seuls qui n'est pas compris est ce malheureux Lindbergh. Il se suicide littéralement par les bêtises qu'il profère. Son rôle, je crois, est terminé ».
En 1935, sur l'insistance de certains de ses amis, Alexis Carrel publie un livre rédigé simultanément en anglais et en français. Le titre anglais sera *Man the Unknown*, mais le titre français nécessitera de longues hésitations. Ce sera *L'Homme s'ignore* ou encore *L'Homme être inconnu* et, finalement, coup de génie publicitaire, *L'Homme cet inconnu.* Sa réflexion part d'un constat très répandu à l'époque : toute la civilisation occidentale est en danger et ce danger menace à la fois la race, les nations, la civilisation. Il écrit dans sa préface : *« L'Homme ne peut s'adapter au monde sorti de son cerveau et de ses mains. Il n'a pas d'autre solution de le refaire d'après les lois biologiques de la vie. Et la base de cette reconstruction, il ne peut la trouver que dans la connaissance de son corps et de son âme. Toutes les doctrines politiques et économiques ont jusqu'à présent négligé la science de l'homme. Cependant, nous connaissons la puissance de la méthode scientifique. La science a su conquérir le monde matériel. Elle nous donnera quand nous le voudrons la maîtrise du monde vivant et de nous-mêmes. Il faut donc abandonner les systèmes philosophiques et mettre toute notre confiance dans les concepts scientifiques. La rénovation de notre civilisation demande de façon impérative outre une grande impulsion spirituelle, la connaissance de l'homme dans sa totalité. Pour édifier une vraie science de l'homme et une technologie de la civilisation, il nous faut créer des centres de synthèse ou la pensée collective forgera la connaissance nouvelle. La rénovation ne sera faite par personne si ce n'est par nous-mêmes ».*
Il est certain que les idées exprimées dans ce livre correspondent à des préoccupations sociétales de l'époque, car c'est un succès de librairie fulgurant et planétaire.

- Un million d'exemplaires sont vendus ;
- Les rééditions et les tirages se succèdent ;
- La traduction est faite en plus de 20 langues ;
- Et les critiques sont pour la plupart des plus favorables : *« Livre prodigieux par ce qu'il contient, dans 400 pages tout ce que les sciences actuelles sont capables de nous apprendre sur notre vie physiologique et sur le corps humain. Livre passionnant par ce que le savant se penche sur notre malaise, sur notre inquiétude d'homme moderne et qu'il entend par la science y porter remède »* (*Le Petit Parisien*).

Seules, quelques voies émettent des réserves comme les intellectuels catholiques écrivant dans la revue *Esprit* : *« Une œuvre certes exceptionnellement riche, mais pleine d'équivoque. Portant une morale biologique qui finit par aboutir à un immoralisme »*.

Ou encore Magdeleine Paz dans la revue *Information sociale* : *« Sans qu'on puisse dégager de ce livre une doctrine cohérente, on peut en ramassant ses sympathies et ses répulsions dispersées, conclure que les chemins détournés mènent assez distinctement vers le fascisme »*.

Survient la déclaration de guerre en 1939. Après hésitation, Alexis Carrel rentre en France. Son grand projet, issu des réflexions de *L'Homme cet inconnu* est la création d'une Fondation française pour l'étude des problèmes humains. Il cherche les moyens de la réaliser et rencontre, en mars 1941, le maréchal Pétain. Il y a convergence d'idées entre Alexis Carrel avec son projet de régénérer l'homme et la société, et le Maréchal avec son idéologie de la Révolution nationale.

Le régime de Vichy institutionnalise la Fondation. Bien que Carrel n'ait jamais eu de participation politique, il a refusé un secrétariat d'État à la Santé proposé par Laval en 1942 au prétexte qu'il avait mieux à faire que de devenir ministre, sa personnalité va rester entachée du soupçon de collaboration. En fait, la Fondation *« qui a trait à la régénération, à la sauvegarde et au progrès de l'individu et de la race »* sera peu contrôlée par Carrel. Confiée à un « régent », François Perroux, avec lequel il entre en conflit, elle est accusée de faire une œuvre *« anarchique et incohérente »*. Carrel souffre de troubles gastriques et cardiaques. Il se retire le plus souvent dans son île de Saint-Gildas.

Lors de longues discussions avec un moine, Dom Alexis Presse, il rêve d'un retour au monarchisme du Moyen Âge. *« La vie monastique pourrait donner à ceux qui tenteraient la grande aventure d'une grande rénovation le désintéressement et la lumière indispensable. Seuls, les saints seront capables d'utiliser le pouvoir de la science pour le progrès de l'humanité »*.

Il écrit alors son dernier livre *La prière*, laissant libre cours au sens mystique qui ne l'a jamais quitté depuis son éducation chez les jésuites. *« Joint à l'instruction, au sens moral, au sens du beau et à la lumière de l'intelligence, le sens du sacré donne à la personnalité son plein épanouissement »*.

Mais, le 23 août 1944, il est suspendu de ses fonctions à la tête de la Fondation par un décret du nouveau secrétaire général à la Santé, Pasteur Vallery-Radot. Bien qu'accusé de collaboration, il n'est pas vraiment poursuivi et meurt le 5 novembre à son domicile, rue de Breteuil à Paris. Il est enterré au Père-Lachaise, puis à Saint-Gildas où il repose toujours dans l'oratoire, derrière sa maison. Après sa mort, en dépit des accusations de collaboration, son livre, *L'Homme cet inconnu* poursuit sa carrière (10 000 exemplaires par an). Des plaques commémoratives et des noms de rue lui sont attribués dans plusieurs villes de France. En 1969, quatre facultés de médecine sont créées à Lyon. L'une d'elles porte le nom d'Alexis Carrel et ce d'autant qu'il avait obtenu la participation financière de la Fondation Rockefeller à son édification. En 1973, aux USA comme en France, de nombreuses manifestations sont organisées pour le centenaire de sa naissance.

Et, soudain, à partir de 1990, c'est la descente aux enfers :

- Trois responsables des Verts de la région Rhône-Alpes s'adressent au maire de Lyon, Michel Noir, s'indignant qu'une faculté lyonnaise porte le nom d'Alexis Carrel *« qui tient dans L'Homme cet inconnu des propos dignes de figurer dans une anthologie de penseur nazi. »*
- En 1991, dans son programme du Front national, Bruno Mégret cite le nom de Carrel comme Père de l'écologie, ce qui lui vaut la désignation de *« théoricien raciste engagé à l'extrême droite »*.
- Cette même année, Jean-Pierre Cambrier, directeur de recherche dans l'industrie pharmaceutique, déclare que Carrel fut *« Le précurseur du nazisme et l'inventeur des chambres à gaz »*.
- L'université de Lyon réagit et propose, en 1992, au vote de son conseil d'administration de changer la dénomination de la faculté, mais le vote n'obtient pas la majorité requise. Ce n'est qu'en janvier 1996 que le nom de Carrel disparaît. Dans le même temps, des rues sont débaptisées dans plusieurs villes de France.

Alors, que s'est-il passé ? Les temps ont changé et on découvre autrement le chapitre 8 de *L'Homme cet inconnu.* On peut notamment y lire : *« L'eugénisme volontaire conduirait non seulement à la production d'individus plus forts, mais aussi de famille ou la résistance, l'intelligence, et le courage seraient héréditaires. Ces familles constitueraient une aristocratie d'où sortiraient probablement des hommes d'élite. L'établissement par l'eugénisme d'une aristocratie biologique héréditaire serait une étape importante vers la solution des grands problèmes de l'heure présente. La Société doit se protéger contre les éléments qui sont dangereux pour elle. Ceux qui ont tué, qui ont volé à main armée, qui ont enlevé des enfants, qui ont dépouillé les pauvres, qui ont gravement trompé la confiance du public, un établissement euthanasique pourvu de gaz approprié permettrait d'en disposer de façon humaine et économique ».*

On ne peut nier que ces propos provoquent un profond malaise.

- Bien sûr, à l'époque où est écrit *L'Homme cet inconnu*, l'eugénisme est répandu dans de nombreux pays avec, en France, une Société française d'eugénisme créée en 1913 et très active.

- Bien sûr, l'eugénisme de Carrel est un eugénisme actif. *« Nous ne pouvons pas supprimer les enfants de mauvaise qualité comme on détruit dans une portée de petits chiens ceux qui ont des défauts. Il y a un seul moyen d'empêcher la prédominance désastreuse des faibles, c'est de développer les forts qui seuls porteront une aide efficace aux inférieurs ».*

- Bien sûr, l'accusation de fascisme ou nazisme est probablement exagérée, car Carrel a écrit : *« Le national-socialisme est totalement opposé aux principes fondamentaux de la civilisation occidentale. Il rejette la culture classique, le christianisme, le caractère sacré de la personne humaine et de la liberté ».*

Il n'en reste pas moins que ces propos eugéniques jettent une ombre immense sur son personnage. Cette ombre, nous ne pouvons pas la dissiper, mais nous ne pouvons pas non plus, nous chirurgiens, effacer de notre mémoire cet immense précurseur qui a écrit dès 1902 :

« Pendant les derniers mois de l'année 1901, j'ai commencé des recherches sur le manuel opératoire des anastomoses vasculaires dans le but de réaliser la transplantation de certains organes. Simple curiosité opératoire aujourd'hui, la transplantation d'une glande pourra peut-être un jour avoir un intérêt ».

À nous de réaliser ce que ce *« peut-être un jour »* est devenu.

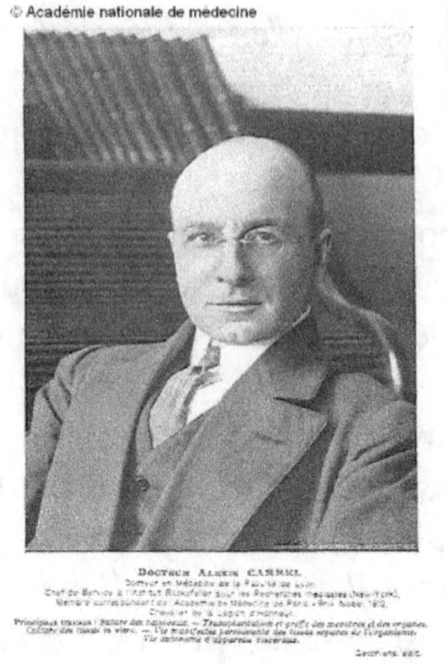

Alexis Carrel (1873-1944)
(© Bibliothèque de l'Académie nationale de médecine, Paris, 2021, Réf. anmpx42x0009c).

Portrait de Guy de Chauliac[5]

1363 ! Nous sommes en pleine guerre de Cent Ans. Le roi de France Jean le Bon, vaincu à la bataille de Poitiers par le prince Noir, est retenu prisonnier à Londres. La peste noire sévit dans toute l'Europe. « *Un tiers du monde périt* » affirme Froissart. Les papes se sont réfugiés à Avignon fuyant les troubles engendrés en Italie par l'affrontement entre guelfes et gibelins. Dans cette période dramatique de l'histoire, un homme écrit ceci : « *Ayant en premier lieu rendu grâce à Dieu, donnant intelligence de l'art de médecine, j'entreprends certaines commentassions ou collection de l'art de chirurgie, car les Sciences sont faites par addition, n'étant possible qu'un mesme commence et achève. Nous sommes comme enfants au col d'un géant, car nous pouvons voir tout ce que voit le géant et quelque peu d'avantage et pour exercer mon esprit je veux réciter les principaux dits ou escrits des sages et savants qu'ils ont traité en divers volumes de chirurgie. Pourquoi ce livre sera appelé l'Inventaire ou Collectaire de chirurgie ? Aussi je n'y ai rien ajousté de mon propre, sinon par aventure quelque peu de ce que la petitesse de mon esprit a jugé profitable. Toutefois, s'il y a quelque chose imparfaite, douteuse, superflue ou obscure, je la soumets à vostre correction et supplie d'estre pardonné à mon pauvre sçavoir* ».

Et cet homme, au regard lucide sur le développement des arts et des sciences, à l'érudition infinie et à la modestie touchante,

[5] Par Henri Judet, ancien Secrétaire général de 2009 à 2014 et ancien Président de l'Académie nationale de chirurgie en 2016.
Séance solennelle du mercredi 22 janvier 2014. Académie de chirurgie.

c'est un chirurgien du nom de Guy[6] de Chauliac, fils de paysan pauvre du diocèse de Mende.
En effet, Guy est né autour de 1300 dans un hameau du Gévaudan, à la limite du Cantal et de la Lozère, du nom de Chauliac. Le Gévaudan est une région propice aux légendes et, bien que l'on sache peu de choses de son enfance, il se dit que s'étant fait remarquer par ses aptitudes et son ingéniosité en matière de petite chirurgie empirique, il donna ses soins à une jeune fille noble de la baronnie de Mercœur dont dépendait le village de Chauliac. Il s'agissait d'une fracture ouverte de jambe à la suite d'une chute de cheval et la description de la technique utilisée mérite d'être lue. *« Le voici à l'œuvre à l'aide de deux serviteurs. Notre néo-praticien commence par poser délicatement sur un banc et par immobiliser le membre malade. Il lave et purifie la plaie avec grand soin, il rajuste ensuite les os avec dextérité et délicatesse, remet les grosses esquilles en place et s'assure que les muscles occupent leur position naturelle. Il consolide ensuite le tout au moyen de bandages et enfin il immobilise le membre à l'aide d'un fourreau formé de plaquettes ou attelles minces, polies et légères de sapins ligaturées ensembles avec des cordelettes. Au bout de 10 jours, la demoiselle pouvait sautiller ».*
On ne peut qu'être admiratif devant cette description dans laquelle sont appliqués tous les principes du traitement des fractures ouvertes : parage de la plaie, réduction de la fracture et immobilisation.
Quoi qu'il en soit, cet acte authentique ou non lui aurait valu la protection des puissants seigneurs de Mercœur qui vont aider sa famille à financer ses études sans doute commencées à Malzieu, ville judiciaire fortifiée, puis poursuivies à Mende auprès du collège des chanoines où il apprend à lire, à écrire et fait l'apprentissage du latin. Puis, ses maîtres lui conseillèrent

[6] Gui et Guy : les deux orthographes sont acceptées. Nous privilégierons Guy.

vraisemblablement de poursuivre ses études à Montpellier qu'il rejoignit après un passage par Toulouse.

À l'époque, Montpellier, réunie à la France en 1249 par Philippe le Bel, est la ville la plus renommée en France pour les études médicales. Le cardinal légat du pape Honorius III affirmait : *« Tout le monde s'accorde à reconnaître que depuis longtemps, l'enseignement de la science médicale a brillé à Montpellier du plus glorieux éclat pour répandre dans le monde entier l'abondance salutaire de ses fruits »*.

De plus, les papes attirent les savants et favorisent l'Université. Urbain V appelait Montpellier le *« jardin des sciences »*.

Et puis surtout, Montpellier est à l'abri de la barbarie engendrée par la guerre de Cent Ans dans le nord de la France. La ville est en contact avec l'Espagne et la civilisation arabe, grâce aux juifs notamment, protégés par les papes, qui fuient les persécutions et connaissent la langue arabe, ce qui permet la traduction des traités des grands médecins arabes.

Seulement à l'époque, il n'existe qu'une chaire de médecine, mais pas de chaire de chirurgie. Donc des Maistres en médecine, mais pas de Maistres en chirurgie. La chaire de chirurgie ne sera créée qu'en 1597 par Henri IV.

La formation des chirurgiens se fait donc auprès de chirurgiens libres qui sont tolérés à Montpellier alors qu'ils sont interdits à Paris. Pour être Maistre en médecine, il faut passer par 3 échelons : Bachelier, Licencié, puis Maistre. Il faut six ans d'études pour obtenir la licence et la maîtrise s'obtenait en voyageant, en pratiquant obligatoirement hors de la cité où l'on a fait ses études, en lisant et en apprenant les aphorismes d'Hippocrate, les traités de Galien, d'Avicenne, de Razès.

Guy de Chauliac est décrit : *« D'un esprit vif, lucide, ingénieux et réfléchi, d'un jugement sûr et d'une volonté de fer, observateur émérite, il fut un travailleur infatigable et le véritable fils de ses œuvres »*.

Il va donc suivre en parallèle les cours de médecine de l'Université et l'enseignement de chirurgien libre. On le retrouve ainsi à Bologne, à Toulouse, à Lyon et à Paris.
Bologne, université florissante à l'époque, sera pour lui une étape fondamentale, car il y rencontre un maître, Nicolas Bertrucci qui enseigne l'anatomie en disséquant des cadavres de pendus ou de décapités, nombreux à l'époque, malgré l'anathème de Boniface VIII menaçant les disséquants d'excommunication, s'appuyant sur la croyance que l'arme reste dans le corps longtemps après la mort. Bertrucci établit une technique de dissection en 4 leçons : « *En premier, étaient traités les membres nutritifs parce que plus tôt ils se pourrissaient, en la seconde, les membres spirituels, en la troisième, les membres animaux, en la quatrième, on traitait des extrémités* ».
À Paris par contre, il y a peu de traces de son passage. Henri de Mondeville, son grand prédécesseur, est mort sans avoir pu achever son traité sur la chirurgie et l'église interdit la chirurgie aux licenciés partant du principe *« Ecclesia abhorret a sanguine »*.
Seul souvenir laissé de son séjour à Paris, il fut opéré d'un cor au pied par un cordonnier utilisant la technique très douloureuse d'Henri de Mondeville : excision, puis application d'une goutte de souffre bouillant à la surface.
Guy de Chauliac devient Maître en médecine à l'Université de Montpellier en 1325. Il va dès lors pratiquer dans différentes villes, notamment Lyon, et voyager en Europe : en Allemagne, à Prague et peut-être chez les chevaliers teutoniques dont il rapporte certaines pratiques.
De notoriété grandissante, il est appelé en Avignon en 1342 par le pape Clément VI nouvellement élu dont il sera le huitième médecin. Il va progresser dans la hiérarchie avec la succession des papes pour devenir Deuxième médecin d'Innocent VI et finalement Premier médecin d'Urbain V, son compatriote lozérien. La vie auprès des papes a beaucoup d'avantages. Ils accueillent écrivains et artistes, et favorisent

l'Université. Clément VI, fastueux, construit la Palais des Papes.
Cette situation permet à Guy d'avoir accès à la bibliothèque papale riche de très nombreux volumes de traités médicaux accroissant son immense érudition. Et puis, elle lui vaut une vie d'ecclésiastique en parallèle à celle de chirurgien. En 1344, il est chanoine de Saint-Just à Lyon où il peut travailler à l'hôpital adjoint au cloître. Il devient chapelain commensal de Clément VI qu'il aurait trépané avec succès pour des céphalées, rôle qui consiste notamment à assister le Pape lors des messes. Puis, Innocent VI le nomme chanoine de Reims et, en 1359, il est prévôt, c'est-à-dire responsable du chapitre Saint-Just à Lyon.
Enfin, Urbain V, son compatriote, le nomme lecteur de la Chapelle Pontificale, chanoine de la cathédrale de Mende et en fait son chambellan.
En réalité, on ignore de quelle façon Guy s'acquitta de toutes ses fonctions et de quelle façon il a réparti ses obligations ecclésiastiques et celles de chirurgien. Double situation d'ailleurs possible uniquement sous la protection des papes, car l'église interdisait officiellement la chirurgie aux ecclésiastiques.
Sa notoriété de Maistre lui vaut de soigner les grands de la Cour, y compris le roi Philippe VI de Valois. Il va même prendre le risque d'opérer de la cataracte Jean de Bohème atteint de cécité. Or, ce Prince avait fait coudre dans un sac et jeter dans l'Oder un médecin français qui n'avait pu le guérir comme il l'avait promis. Il échoua, mais n'ayant rien promis, il ne subit pas le même sort. Et à la bataille de Crécy, Jean de Bohème, aveugle, fit lier son cheval à celui de ses écuyers pour s'élancer dans la mêlée contre les bataillons anglais. Le lendemain, il fut retrouvé mort sur le champ de bataille.
Il lui faut aussi, dans cette ville d'Avignon, affronter la colère de Pétrarque, le poète. Ce dernier, à la suite de la mort de Laure, sa bien-aimée, est très remonté contre les médecins et

écrit au Pape souffrant. *« Saint-Père, la nouvelle de votre fièvre m'a fait frissonner. Ce qui me fait le plus trembler, c'est de voir toujours votre lit entouré de médecins qui ne sont jamais d'accord parce qu'il serait honteux à celui qui parle le second de penser comme le premier. Vous seriez sur pieds depuis longtemps si vous n'aviez pas autour de vous cette troupe de médecins que je regarde comme la peste des gens riches »*. Il traite d'ailleurs Guy de Chauliac de vieil édenté né dans les montagnes.

Mais, la grande affaire d'Avignon, c'est la peste noire venue d'Orient. Elle ravage la ville en 1348, faisant 120 000 morts dans le Comtat venaissin. Courageux, contrairement à beaucoup d'autres, Guy et le pape Clément VI restent dans la ville. *« Et moi, pour éviter infamie n'osait point m'absenter, mais avec continuelle peur me préservait tant que je pus »*. Il décrit remarquablement l'épidémie distinguant la forme pulmonaire rapidement mortelle, de la forme bubonique dont il était possible de réchapper. Pour les causes, il cite simplement les explications proposées à l'époque. *« En quelque part, on crut que les juifs avaient empoisonné le monde et on les tuait, en quelque autre que c'était la faute des pauvres ou des mutilés, on les chassait, en d'autre que c'était de la faute des nobles que l'on empêchait de sortir ou celle des étrangers à la ville dont on interdisait l'entrée »*.

Quant à lui, il privilégie l'existence d'un phénomène astrologique. *« L'universel agent de cette peste fut la disposition de certaines conjonctions des plus grands des trois corps supérieurs Saturne, Jupiter et Mars »*. Il va faire allumer de grands feux qui brûlent jour et nuit, dans les différents quartiers de la ville, dans les cours du palais et la chambre du pape *« pour amender l'air par le feu »* et il préconise, pour se préserver de la contagion, la purge, la saignée, le soutien du cœur par la thériaque.

Mais, ces précautions ne le mettent pas à l'abri et il est lui-même atteint.

« Vers la fin de la mortalité, je tombais en fièvre continue avec un apostème à l'aine et maladais près de 6 semaines et fus en si grand danger que tous mes compagnons croyaient que je mourusse. Mais l'apostème étant mûr et traité comme je l'ai dit (les caroncles étaient ventousés, scarifiés et cautérisés), j'en échappai au pouvoir de Dieu ».

Et c'est heureux qu'il en ait réchappé, car c'est en 1363, à l'âge de 68 ans qu'il a écrit l'œuvre majeure qui fait toute sa notoriété actuellement connue sous le nom de « grande chirurgie » et longtemps appelée Guidon, guide pour l'enseignement de la chirurgie.

C'est une somme de 1 500 pages, première encyclopédie médico-chirurgicale. Initialement manuscrite en latin, traduite en français probablement du vivant de Guy de Chauliac, elle fut copiée et éditée en latin d'abord à Venise, et à Lyon, et traduite en provençal, anglais, néerlandais, allemand, espagnol, italien, et hébreux.

On répertorie actuellement 130 éditions et on la retrouve dans toute l'Europe : Londres, Cracovie, Leipzig, Glasgow, Leningrad, Uppsala, Catane et même en 1923 aux États-Unis pour un chapitre sur les fractures. On retrouve actuellement 356 textes complets en Europe et 23 aux États-Unis.

Elle servit d'ouvrage de base et d'idée directrice à l'enseignement, et à la pratique de la chirurgie dans toute l'Europe jusqu'au XVIIIe siècle (soit quatre siècles d'existence), et faisait l'objet d'abrégés à l'usage des étudiants encore au début au XVIIIe siècle. L'Académie en possède un exemplaire en date de 1731 intitulé *Le Maistre en chirurgie ou l'abrégé complet de la chirurgie de Gui de Chauliac par demandes et par réponses en la manière qu'on interroge les aspirants de Saint-Côme* par Laurent Verduc, chirurgien juré à Paris.

L'évolution des techniques est intégrée par les différents traducteurs au cours des siècles et même la parution des éditions complètes des œuvres d'Ambroise Paré, deux siècles plus tard, n'a pas diminué la vogue des éditions de la grande chirurgie. Guy introduit son œuvre de la manière suivante : *« Chirurgiens des frontières de l'Auvergne et chapelain Commenssal de notre seigneur le pape, ayant fait quantité d'opérations et lu beaucoup d'écrits des maîtres, principalement ceux de Galien, ayant colligé son œuvre comme Dieu l'a voulu, Gui a entrepris cet ouvrage pour le soûlas de sa vieillesse et pour exercer son esprit il en fait hommage à sa chère eschole de Montpellier et en la soumettant modestement à la correction de Messieurs les chirurgiens de Montpellier, Bologne et Paris en les suppliant de pardonner son pauvre sçavoir »*.

Effectivement, il s'agit d'une compilation extrêmement érudite des savoirs de l'époque associant grands principes généraux et observations pratiques personnelles.

On retrouve 3 280 citations d'auteurs parfaitement répertoriées : Galien est cité 890 fois, Avicenne 661 fois, Albucassis 173 fois, Hippocrate 120 fois et bien d'autres plus proches de Guy comme Henri de Mondeville 86 fois, Guillaume de Salicet 68 fois, etc.

Mais, ce qui fait l'originalité de cette œuvre, c'est qu'elle entre dans le cadre de l'émancipation de la scolastique qui, pendant le Moyen Âge, par sa rigidité et sa spéculation excessive, a bloqué l'innovation. Au XIVe siècle, l'esprit humain se réveille et la Renaissance pointe. Bacon a démontré la vanité de la scolastique et l'esprit d'indépendance, de libres examens est porté par Dante et Pétrarque. Dans cet esprit, Guy de Chauliac élève la chirurgie à la hauteur d'une science indépendante cherchant la vérité par l'expérience et la raison. La chirurgie prend provisoirement place parmi les sciences universitaires.

Esprit critique, il refuse le dogme unique et s'étonne du manque d'audace de ses collègues. *« Je m'esbahy d'une chose qu'ils se suivent comme des grues »*. Il se permet de revenir sur la définition de la chirurgie considérée comme intangible qu'en a donnée Galien. Pour Galien, *« chirurgie est partie de la thérapeutique ou art curatoire guérissant les hommes par incision, cautérisation et rhabillement des os ».* Pour Guy de Chauliac, *« chirurgie est science qui enseigne la manière et qualité d'œuvrer, principalement en consolidant, incisant et exerçant autres opérations nouvelles guérissant les hommes en tant qu'il est possi- ble ».*

Et il distingue deux chirurgies : *« Toutefois, la vérité est telle qu'il y a deux chirurgies, l'une qui enseigne à laquelle convient proprement le nom de science, l'autre est usuelle ou consistante en usage à laquelle proprement convient le nom d'art ».*

Et il est très prudent sur les capacités des chirurgiens *« guérissant les hommes autant qu'il est possible, car tout n'est pas en tout et certaines choses en certains. C'est au pouvoir des médecins de toujours relever et guérir les malades. Requérir du médecin une démonstration est comme requérir un bègue d'haranguer. Il suffit qu'on fasse ce que l'art commande ».* Réflexion que l'on aimerait encore entendre de nos jours.

Il pose comme préalable au traitement *« connaître la cause, sans la connaissance d'icelle la guérison ne serait pas de son moyen, mais de cas fortuit ».* Très prudent dans les indications, il conseille *« de fuir les mauvaises cures du fait de la confiance limitée du public disposé au soupçon du fait des charlatans et ignorants tels les coureurs qui s'enfuient lorsqu'on s'émotionne des insuccès de leur opération ».*

Ainsi, à propos de l'amputation, il écrit : *« Il est plus honnête que le membre tombe de lui-même que si on le tranchait. Car toujours quand on le tranche il en reste quelques regrets du malade qui pense que le membre pouvait lui rester ».*

Il divise son ouvrage en sept traités :

1. L'anatomie mise en exergue, car *« les chirurgiens qui ignorent l'anatomie faillent bien souvent en coupant nerfs et ligaments ».*

2. Les apostèmes, tumeurs contre nature en lesquelles quelque matière assemblée fait réplétion ou distension qu'il excise ou draine.
3. Les plaies, solutions de continuité sanglante sans pourriture, faites en partie molle pour lesquelles il définit trois grands principes : séparer le continu, joindre le séparé et retrancher le superflu. Et il préconise les pansements à l'eau salée et au vin pur.
4. Les ulcères pour lesquels il ne juge pas la suppuration utile pour la guérison contrairement aux idées de l'époque.
5. Les fractures et dislocations pour lesquelles il s'indigne, et il a raison, que les chirurgiens abandonnent les fractures et luxations aux rhabilleurs, et il décrit fort bien l'extension continue sur hamac pour les fractures du fémur.
6. Toutes autres maladies pour lesquelles on a recours aux chirurgiens.
7. L'antidotaire : il cite 750 substances médicamenteuses. Il en utilise personnellement 260 et insiste sur la nécessité pour les chirurgiens de savoir composer les remèdes, mais ne se fait pas beaucoup d'illusion sur leur efficacité, reconnaissant *« qu'ils ont beaucoup de promesses, mais peu d'effet »*.

Mais, au-delà de cette encyclopédie alliant une érudition exceptionnelle à des observations pratiques personnelles d'une précision minutieuse, ce qui reste d'actualité, c'est la leçon de déontologie qu'il donne aux chirurgiens : *« Il faut que le chirurgien œuvrant avec art sache les principes de la médecine. Il faut qu'il soit expert, ingénieux, de bon jugement et de bonne mémoire, gracieux aux malades, bienveillant à ses compagnons, chaste et sobre, pitoyable et miséricordieux, non convoiteux et extorsionniste d'argent ainsi qu'il reçoive modérément salaire selon le travail, les facultés du malade, la qualité de l'issue et sa dignité »*.

Sur la date et le lieu de sa mort règne une certaine imprécision. Probablement le 23 juillet 1368, soit cinq ans après la rédaction de la *Grande Chirurgie*, peut-être près de Lyon. Il

aurait été inhumé dans le cimetière des prêtres de Saint-Just. Son corps aurait disparu lors de la destruction du monastère en 1562, pendant les guerres de religion.
Gui de Chauliac, simple garçon de ferme du hameau de Chauliac, fut élevé à la dignité de médecin et chapelain des papes comme Ambroise Paré, garçon barbier devenu chirurgien des rois de France.
Il a écrit une œuvre *La Grande Chirurgie* rééditée plus de 100 fois, traduite dans de nombreuses langues, répandue très vite après sa parution dans toute l'Europe, ayant fait autorité pour l'enseignement et la pratique de la chirurgie pendant presque quatre siècles.
Il me semble pouvoir rivaliser avec Ambroise Paré pour le titre qui lui a d'ailleurs été attribué par certains de Père de la chirurgie. Malgaigne, à qui nous devons la devise de notre compagnie, *« Vérité dans la Science, Moralité dans l'Art »*, qui épouse parfaitement l'éthique de Gui de Chauliac, a écrit dans son introduction aux œuvres d'Ambroise Paré : *« Hippocrate excepté, il n'est pas un seul traité de chirurgie grec, latin ou arabe que je mette au-dessus ou même au niveau de ce magnifique ouvrage, la Grande Chirurgie de Gui de Chauliac ».*

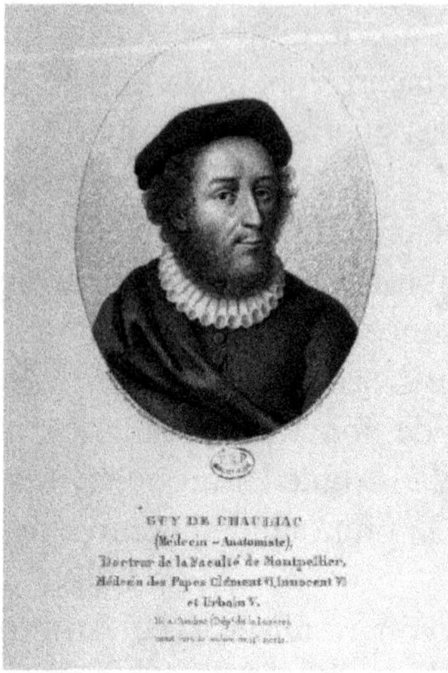
GUY DE CHAULIAC
(Médecin – Anatomiste),
Docteur de la Faculté de Montpellier,
Médecin des Papes Clément VI, Innocent VI
et Urbain V.

Guy de Chauliac (v. 1300-1368)
(© Bibliothèque interuniversitaire de Santé,
Paris, 2021, Réf. 02926).

Évocation de René Leriche[7]

« Si je suis venu ici aujourd'hui, c'est qu'il se dessine pour la chirurgie un autre idéal que l'ablation des fibromes, des ulcères de l'estomac ou des cancers abdominaux. Nous assistons aujourd'hui à la naissance d'une nouvelle chirurgie, vraie chirurgie physiologique, qui a pour but de domestiquer à nos volontés les régulations nerveuses organiques. La pathologie chirurgicale d'anatomique doit devenir fonctionnelle. »

Ainsi, s'exprimait en commençant sa leçon inaugurale devant toute la faculté de Strasbourg, le 13 mars 1925, René Leriche qui venait d'accepter une chaire et un grand service de « type germanique » dans cette ville d'Alsace, lui le Lyonnais.

Dans cette introduction spectaculaire, se résume tout ce qui fera sa notoriété, mais aussi son combat pendant 30 ans : abandonner les procédés qu'il juge stériles de la sacro-sainte méthode *« anatomoclinique »* par laquelle on se contente d'étudier le résultat des maladies pour s'attacher plutôt à en comprendre la genèse et le développement. Se dessine ainsi ce qu'il appellera la chirurgie physiologique. Son discours, jugé révolutionnaire, va lui valoir admirateurs enthousiastes et détracteurs farouches.

Il était né à Roanne, le 12 octobre 1879, et il était très fier de sa naissance, car il se félicitait rétrospectivement, étant né à 2 heures de l'après-midi, de cette arrivée au monde en plein jour et d'avoir ainsi moins dérangé que *« dans les heures frileuses de la nuit »*. Un seul regret : avoir frustré sa mère d'un civet de lièvre qu'elle s'apprêtait à déguster lorsque les objurgations scandalisées d'une religieuse venue l'assister lui firent y

[7] Par Henri Judet, ancien Secrétaire général de 2009 à 2014 et ancien Président de l'Académie nationale de chirurgie en 2016.
Séance solennelle du mercredi 21 janvier 2015. Académie de chirurgie.

renoncer à quelques heures de son accouchement. Désormais, devenu adulte, René Leriche invitait chaque 12 octobre sa mère à déguster un civet.

Quant à sa vocation de chirurgien, elle est passée par des chemins tortueux.

Son souhait premier avait été l'admission à Saint-Cyr et l'infanterie coloniale pour s'en aller explorer l'Afrique. *« J'avais de grandes collections de soldats de plomb et j'essayais de reproduire sur ma table avec mes bataillons les stratégies napoléoniennes ».* Puis, étudiant à Saint-Chamond, en classe de philosophie dans un collège tenu par des Frères maristes, il se crut, lors d'une retraite, appelé par Dieu, ce dont le dissuada le Prieur habitué à ces enthousiasmes de jeunesse.

« Si cet excellent abbé m'avait tenu un autre langage, je serais certainement devenu prêtre ». Et soudain, presque tout à coup, pendant cette année de philosophie, libre de toute influence extérieure, il renonce à Saint-Cyr et décide d'être chirurgien. Cette décision, il l'attribue à l'hérédité : *« Par de mystérieux cheminements chromosomiques ».*

Peut-être les chromosomes d'un grand-oncle chirurgien, resté légendaire dans la famille, pour avoir tenu à Paris, à l'Hôtel-Dieu, le bougeoir lors des visites fort matinales de Guillaume Dupuytren. Et Leriche rapporte à propos de cet oncle : *« Ma mère lui laissait volontiers tâter le crâne de ses enfants. Mes bosses frontales que j'avais déjà proéminentes et je ne sais quoi de mes pariétaux lui firent déclarer avec insistance que je serai chirurgien, et cela quand j'avais 7 ou 8 ans ».* Quoi qu'il en soit, à partir du jour où cette décision fut prise, il ne devait jamais varier d'une ligne sur ce qu'il allait faire.

Dès sa première année de médecine, il fait fonction d'externe dans le service d'Antonin Poncet avec Jaboulay comme interne. Ce seront ses deux maîtres lyonnais. Leur mort prématurée lui sera très préjudiciable lors des concours. Mais, celui qui l'impressionne dès 1896, c'est Alexis Carrel, nouvel interne dans le service dont la brillante personnalité le fascine.

Carrel a 6 ans de plus que lui, mais ils se lient d'amitié. Cette amitié jouera un rôle fondamental dans la carrière de René Leriche. En 1913, pressé par les lettres enthousiastes de Carrel qui a quitté Lyon pour l'Institut Rockefeller à New York, il décide de traverser l'Atlantique pour connaître la chirurgie américaine. À l'Institut Rockefeller, il découvre les moyens considérables dont dispose son ancien interne. Il visite les principaux centres chirurgicaux des États-Unis et, à l'Hôpital John Hopkins de Baltimore, il fait une rencontre décisive : William Halstedt. *« J'ai eu en le voyant la révélation de ce que devait être la chirurgie pour se faire supporter au moindre prix. Ce fut une illumination. C'est ainsi qu'il fallait faire et non autrement »*. Avoir une parfaite discipline technique, agir avec infiniment de douceur, en s'efforçant de réduire le choc provoqué par l'opération, jointe à une minutieuse conscience du patient et à une riche imagination créatrice. *« J'étais décidé à voir la chirurgie d'une autre façon. Non plus comme un métier d'artiste, difficile et brillant sous des allures sportives, mais comme une science humaine basée sur l'expérimentation, science désintéressée et samaritaine. Les trois journées passées avec Halstedt ont pesé sur toute ma vie »*.
En mars 1914, se trouvant sans service, après avoir remplacé son maître Poncet décédé, n'étant pas encore chirurgien des hôpitaux, supportant mal l'état de candidat, dégoûté par le favoritisme qui règne dans les concours, il songe à quitter la France pour rejoindre Alexis Carrel à l'Institut Rockefeller.
La guerre ne lui en laisse pas le temps. *« Aurais-je fait mieux aux États-Unis, il reste vain de le penser. Mon évolution aurait certainement été aiguillée dans un autre sens. Peut-être aurais-je été moins personnel ? »*.
Sa carrière à Lyon, entre sa nomination à l'internat des hôpitaux en 1902 et la déclaration de guerre de 1914, se fit dans le service d'Antonin Poncet dont il fut le chef de clinique à partir de 1907, l'agrégé en 1910 et son remplaçant provisoire après son décès en 1913.

Il fut marqué par de nombreux voyages en Europe. Très impressionné par la qualité des hôpitaux universitaires allemands, il tente, à son retour, de sensibiliser le monde politique au besoin d'un renouveau du système hospitalier français. Sa persévérance jouera un rôle de premier plan pour la création du nouveau complexe hospitalier de Grange Blanche à Lyon.
Dans cette même période, il fonde avec son ami Cavaillon, disparu prématurément, le *Lyon chirurgical* qui va devenir l'organe officiel de la Société lyonnaise de chirurgie.
La guerre de 1914 survient. Leriche y révèle sa personnalité exceptionnelle. Malgré les ordres, il organise près du front une salle d'opération, mais il échappe de peu à la mort. Alors qu'il avait installé son bureau près d'Amiens dans un petit hôpital d'un village du Santerre, il reçut une lettre de sa mère lui disant qu'une de ses amies venait d'avoir deux fils tués dans la région où il se trouvait. Cette femme ne savait rien de leur sépulture et se serait pour elle une consolation de savoir où ils reposaient. Leriche partit à cheval, tentant de lire les noms déjà effacés sur les tumuli et ne trouva rien. À son retour à l'hôpital, son bureau avait disparu, descendu d'un étage sous l'effet d'un projectile lâché par un avion. Sa mère, par sa lettre, lui avait sauvé la vie.
Conscient de l'insuffisance de l'organisation sanitaire aux armées, il reçoit, à l'automne 1915, Millerand, ministre de la Guerre. *« On me dit que les évacuations sont mal faites avec trop de retard. Est-ce vrai ? »*
Leriche confirme, émet des critiques précises. *« Consentez-vous à écrire ce que vous venez de dire et à signer ? »* Leriche rédige aussitôt et signe.
« Je vous remercie, dit le ministre, *vous êtes tel que l'on m'avait dit. »*
Quelques jours plus tard, de nouvelles consignes étaient données pour l'évacuation. Mais, c'est au centre chirurgical de Bouleuse, près de Reims, qu'il donne en 1917 toute sa

mesure. Il y dirige avec Santy le service des fractures et lésions articulaires. Huit heures de salle d'opération, huit heures de repos, une véritable usine chirurgicale. Outre son activité chirurgicale, il mène avec Policard des expériences approfondies sur la façon dont l'organisme répare les fractures. Le centre sera évacué devant l'avancée allemande fin juin 1918 et tous ses travaux disparaîtront. Le retour à la vie civile est difficile : pas de poste hospitalier, pas de clientèle. En 1919, il est enfin nommé chirurgien des hôpitaux après plusieurs tentatives.

Bien que travaillant en clinique, il arrive à développer un petit laboratoire de chirurgie expérimentale avec Wertheimer et commence les premières destructions de la gaine sympathique des artères pour les patients atteints d'artérite. Quelques succès l'encouragent bien que les experts du moment lui répondent qu'il a été victime d'une illusion. Malgré tout, il marche d'un pas assuré dans une voie où il est à peu près le seul à savoir qu'il possède la vérité.

« Je commençais vraiment à penser par moi-même et j'eus quelques idées nouvelles comme la sympathectomie périartérielle qui devait me conduire à ouvrir la voie à la chirurgie des artères ». Mais, c'est en 1924 que démarre la *« grande aventure de Strasbourg ».* Bien que foncièrement lyonnais, René Leriche, à la mort de Louis Sencert, accepte de répondre à la demande pressante du doyen Weiss de prendre la clinique chirurgicale de Strasbourg et le grand service attenant. L'arrivée dans la ville alsacienne le 11 novembre 1924 est rude : *« Ma première semaine fut une semaine de brume où on n'y voyait rien ».*

En moins de 6 mois, le service est transformé, il conquiert l'équipe à sa technique chirurgicale, lente, minutieuse avec un minimum de perte sanguine.

Il lance, avec son élève Fontaine, des idées de recherche originales et d'expérimentations nouvelles. Il réclame que les laboratoires soient placés près de l'hôpital pour que l'esprit de recherche habite l'étudiant et continue à intéresser le praticien.

C'est un homme sûr de lui : *« L'opération n'a jamais été pour moi une inquiétude, quelle qu'elle fût ».* *« J'aimais tout ce qu'il y avait d'immédiat dans la chirurgie : la décision, la prise de responsabilité et le don de l'homme entier dans l'action ».*

Il est de taille moyenne, mince, une figure fine, d'une mobilité extrême, un front vaste qualifié de beethovénien par Georges Duhamel, des yeux bleu vif au regard curieux, un menton carré, volontaire qui contraste avec une bouche finement rieuse.

Tel le décrit Heliot, Mme Leriche, d'origine allemande qu'il a épousée le 27 septembre 1920 et dont il dira *« Ce fut ce que j'ai fait de mieux dans ma vie ! »*, elle-même médecin, sera une collaboratrice efficace et l'aidera à rédiger nombre de ses articles.

Son collègue Paul Savy le décrit comme *« un grand sentimental, d'un grand désintéressement, doté d'une exceptionnelle intelligence, d'une prodigieuse mémoire, d'un délicieux sens de l'humour et sans mépris pour une gloire amplement justifiée. Il séduisait par le charme de son regard, de son accueil, de sa conversation ».*

Le renom de sa clinique chirurgicale fait le tour du monde. De jeunes chirurgiens étrangers veulent faire partie quelques mois de son équipe. Il y a eu à certains moments jusqu'à 19 étrangers participant à l'activité de la clinique dont certains devaient devenir célèbres comme de Bakey.

Des figures de tous pays viennent ainsi le visiter, jusqu'à 6 ou 7 par semaine. Il n'était pas rare que Mme Leriche se retrouve le soir avec une trentaine de personnes dans la maison Voltaire qu'ils habitaient, maison du XVIIIe siècle que Voltaire, en son temps, avait fréquentée. L'on y parle chirurgie, mais aussi littérature ou musique.

Remarquable conférencier, il est invité à enseigner dans les universités du monde entier. Peu de médecins français peuvent s'enorgueillir d'avoir connu une telle audience internationale. De ses nombreux voyages, il rapporte des propos scientifiques, mais aussi des anecdotes dont l'une particulièrement étonnante. À la fin d'une réception au Royal College of England en 1927, le président du collège, Sir Berkeley Moynihan, le conduit près d'un étroit coffret enchâssé dans un mur. Il en sort un bocal de verre dans lequel se trouve un fragment d'intestin grêle.

« - Qu'est-ce que cela ? demande Moynihan

- Du grêle avec probablement une perforation dysentérique répond Leriche

- C'est, dit le président, l'intestin de Napoléon

- Comment, il n'est pas mort d'un cancer de l'estomac !

- L'Angleterre l'a fait dire et laissé dire pour n'être pas rendue responsable de sa mort. Cette pièce devait rester secrète pendant 100 ans. Vous êtes la première personne à la voir. »

Le collège fut bombardé pendant la guerre, personne ne sait ce qu'est devenue la pièce anatomique. Anecdote curieuse, car dans les très nombreux ouvrages tentant d'établir la vérité sur la mort de l'Empereur, je ne l'ai jamais vue citée.

Mais, sur quels travaux repose cette notoriété considérable ? Leriche acte avant tout le rôle du sympathique dans la chirurgie vasculaire et la chirurgie de la douleur. D'où les énervations sympathiques, stellectomie, sympathectomie dorsale pour les syndromes douloureux du membre supérieur et l'angine de poitrine, ablation des splanchniques et des chaînes dorsolombaires pour hypertension, splanchnicectomie pour mégacôlon, ablation du ganglion cortico-rénal pour hydronéphrose, gangliectomies diverses pour artérite, etc.

« S'il est démontré un jour que le sympathique prend une part primordiale dans la création pathologique et non pas seulement une part secondaire, le nom de Leriche aura son magnifique éclat définitif », écrira Henri Mondor qui, bien qu'un de ses principaux contradicteurs, a reconnu ses mérites de chef de file de la chirurgie. Un débat resté célèbre les

opposera à propos de l'entorse de la cheville lors de la séance de l'Académie de chirurgie du 14 février 1940 présidée par P. Mocquet. Il illustre parfaitement l'opposition qu'il y avait à l'époque, entre les tenants de la théorie anatomoclinique et ceux de la théorie physiologique.

Leriche : « *Qu'est-ce qu'une entorse ? Du point de vue du mécanisme et du point de vue clinique, l'entorse est une maladie qui se consomme dans le système nerveux périphérique. Elle n'est, permettez-moi cette expression, articulaire qu'en apparence. Il serait peut-être temps, 78 ans après la description du système nerveux périphérique des ligaments articulaires de lui faire jouer un rôle physiologique et pathologique* ».

Réplique d'Henri Mondor : « *Il faut bien que Leriche, s'il veut que nous admettions parmi les entorses les lésions de distorsion nerveuse qu'il a eu le mérite d'imaginer, admette et ne conteste pas les ruptures ligamentaires. Comment puis-je accepter que l'entorse ne soit qu'une lésion articulaire qu'en apparence et ne soit qu'une conséquence réflexe se consommant dans le système nerveux périphérique ?* ».

Et Leriche de rétorquer : « *Si Mondor veut bien désormais songer au cas de chaque jour et non uniquement à ceux pour lesquels il faut intervenir, je crois qu'il pourrait se rapprocher de moi* ».

Et Mondor écrira dans sa biographie de Leriche : « *Il a paru parfois préférer aux poursuites acharnées du vrai, l'intuition du possible ou du vraisemblable et à l'honneur de conquêtes les grands jeux de l'intelligence* ».

Curieusement, cet homme qui n'hésite pas à aller de l'avant, restera très sceptique sur les chances de succès des pontages veineux et fera de vives réserves sur les tentatives de son élève Kunlin. Celui-ci rapporte, à ce sujet, en 1948 : « *Après le refus du patron, j'élabore la technique de greffe vasculaire en choisissant des anastomoses latérales pour des raisons de sécurité. Six mois après avoir proposé la technique au patron,*

je réalise, en son absence, ma première greffe fémoro-poplitée chez un patient souffrant d'un ulcère chronique du pied en dépit d'une sympathectomie et d'une artériectomie. Le résultat surprit le patron à son retour et permit les progrès spectaculaires apportés par cette greffe ».
Leriche et Kunlin rapporteront cette observation à l'Académie des sciences.
En 1931, sur proposition d'Édouard Herriot, maire de Lyon, il accepte de revenir dans cette ville dont il a toujours gardé la nostalgie pour organiser le pavillon chirurgical du nouvel hôpital de Grange Blanche. Très rapidement, des pétitions d'étudiants, des médecins de Strasbourg, de visiteurs illustres, des interventions gouvernementales le ramènent au bord du Rhin. Il y avait en lui, malgré la volonté inébranlable qu'il manifestait si souvent, une sorte de fatalisme en ce qui concerne le cours officiel de son existence. Il était sûr de réussir, quel que soit l'endroit où il travaillerait.
En 1936, nouvelle aventure. À la mort de Charles Nicolle, on lui propose la chaire qui fut occupée par Claude Bernard au Collège de France. René Leriche qui avait pour ambition d'être pour la chirurgie ce que Claude Bernard avait été pour la médecine accepte. Il décide de choisir comme thème de cours un sujet qui le passionne depuis quelques années, la chirurgie de la douleur. D'emblée, il se lance dans une croisade contre la douleur. Je cite :
- *« La douleur n'est ni sur le plan de la vie ni dans l'ordre physiologique. »*
- *« La douleur est de tous les jours. Elle menace tout le monde, et nous, chirurgiens, qui la rencontrons sans cesse sur les routes de la maladie, nous qui aurions grand besoin d'en savoir les ressorts secrets, nous n'en connaissons vraiment que bien peu de chose »*.
Aucun traité de chirurgie n'a jamais abordé ce sujet. Pour Leriche, considérer la douleur comme d'ordre psychique comme c'était souvent le cas lui paraît intolérable. *« Presque*

toujours, ceux qui souffrent, souffrent bien comme ils le disent et plus qu'on ne saurait imaginer. Il n'y a qu'une douleur qu'y soit facile à supporter, c'est la douleur des autres ».

Et il écrit un traité de chirurgie de la douleur. *« C'est une merveilleuse chirurgie. Elle est difficile, elle oblige à penser, elle exige le don de l'homme entier avec son art, sa pitié, son humaine compréhension de la misère de son semblable ».*

Il met en avant le rôle primordial du sympathique et de la vasoconstriction, et s'acharne à retrouver les causes physiologiques des douleurs les plus sévères : causalgie, névralgie du trijumeau, membre fantôme, douleur après blessure. Examinant avec minutie ses malades, en les observant, en les écoutant, par les sympathectomies périartérielles ou ganglionnaires, les sections de certains nerfs, les radicotomies postérieures, voire des leucotomies, il réussit quelques soulagements spectaculaires dont il est très fier. Mais, finalement, il exprime, à la fin de sa carrière, une certaine amertume devant le caractère incertain ou temporaire de ses succès.

« J'ai cherché longtemps à définir une anatomie pathologique logique de la douleur. C'était une chimère à laquelle j'ai dû renoncer ».

En 1939, Leriche et sa femme quittent définitivement Strasbourg par le dernier train partant vers le sud. Ils ont eu 24 heures pour préparer leur départ. Il crée, à Lyon, un service de chirurgie vasculaire, mais la débâcle et l'Occupation interrompent son activité.

Il avait été appelé en 1931 auprès du maréchal Joffre atteint d'artérite des membres inférieurs. *« Vous avez un pied qui ne vaut pas grand-chose, Monsieur le Maréchal ». « Ça, c'est votre affaire »,* répliqua Joffre, *« s'il faut couper, coupez où il faudra. Pas besoin de m'expliquer, ce que vous ferez sera bien fait ».* Le Maréchal décède quelques jours après l'amputation et Leriche fait la connaissance du maréchal Pétain qui, malgré cette issue, le remercie au nom de l'armée.

Fin juillet 1940, Leriche reçoit un appel téléphonique du gouvernement de Vichy lui proposant le poste de ministre de la Santé. Il refuse et se présente au maréchal Pétain qu'il retrouve neuf ans après l'épisode du maréchal Joffre pour lui expliquer qu'il ignore tout des problèmes administratifs. *« Vous avez refusé pour cause d'incompétence* lui dit le Maréchal. *À partir de maintenant, je vous croirais toujours et vous demanderais conseil à l'occasion ».*
Quelques semaines plus tard, on lui propose le portefeuille de l'Éducation nationale. Nouveau refus. Mais, en octobre 1940, le gouvernement de Vichy crée l'Ordre des médecins. La présidence est proposée à René Leriche. Il refuse une fois encore, mais on lui fait valoir que s'il n'est pas donné dans les 48 heures le nom d'un médecin responsable pour tous, quelques milliers de médecins français seront déportés en Allemagne. *« La question étant ainsi posée, je ne pouvais me dérober. J'acceptai, pas un médecin français ne fut déporté pour exercer en Allemagne ».*
Leriche a eu plusieurs fois l'occasion d'approcher le maréchal Pétain. Il fut frappé par *« sa modération, son équilibre, sa mesure et par le sentiment qu'il avait d'éviter le pire par sa présence ».* Il lui demanda après l'entrevue que le Maréchal avait eue en tête-à-tête avec Hitler quelle impression il en avait retenue. *« Un fou,* lui répondit le Maréchal, *avec lequel il n'y a et il n'y aura aucun terrain d'entente possible, mais qu'il faut essayer de calmer ».*
À la présidence du Conseil de l'Ordre, il s'efforce d'aider au maximum ses confrères, plus particulièrement ceux d'origine juive, et consacre beaucoup d'effort à la rédaction du code de déontologie ainsi qu'à un projet de réforme des études médicales. Le 28 décembre 1942, il démissionne et refuse d'être nommé commandeur de la Légion d'honneur. À la Libération, certains médecins revenus d'Alger s'indignèrent que Leriche ne soit pas arrêté comme collaborateur. Mais, les témoignages irrécusables se sont accumulés rapidement pour

prouver qu'il avait su, pendant ces heures difficiles, jouer serré pour maintenir la médecine française hors de l'oppression trop directe de l'occupant.

Élu à l'Académie des sciences en 1945, il poursuit ses cours au Collège de France et prend sa retraite à 70 ans. Il publie *La philosophie de la chirurgie* et *La chirurgie physiologique* qu'il considère comme son testament spirituel.

« Le fonctionnel précède l'anatomatique. C'est le rôle du physiologiste de remonter jusqu'à la source cachée où débute insensiblement le trouble. Pourquoi le chirurgien ne ferait-il pas de même, pourquoi n'oserait-il pas lui aussi intervenir à temps avant que la maladie n'ait cristallisée sous la forme de délabrements anatomiques et de lésions ».

Il avait acheté une belle maison peinte en bleu, appelée le clos Bel Horizon, à Cassis, où il se retire, entouré de sa femme et d'amis. Des examens préopératoires en vue de l'extraction d'un calcul urétéral révèlent un état cardiaque préoccupant. Cette révélation lui ôte sa belle assurance. Il ne voulait pas apprendre à vieillir.

Le 28 décembre 1955, alors qu'installé devant sa machine à écrire, il rédige quelques passages de son dernier ouvrage *Souvenir de ma vie morte*, un œdème aigu du poumon le terrasse. C'est le deuxième. *« Celui-ci ne pardonnera pas, c'est fini ».* Il est enterré à Sainte-Foy-lès-Lyon dans le caveau familial.

René Leriche, d'après Claude Olivier, a publié 1 399 articles, participé à 15 importants ouvrages, décrit plusieurs syndromes, proposé de nombreuses interventions chirurgicales. Il a reçu de vibrants hommages :

« René Leriche avait toutes les vertus du praticien, mais aussi tous les dons du chercheur ».

« Leriche a transformé une chirurgie brutale, sans âme en une chirurgie de raisonnement et de finesse ».

« Pendant un tiers de siècle, Leriche a été le premier des chirurgiens français et l'une des têtes pensantes de la médecine ».
Mais, il fut également l'objet d'appréciations plus réservées. Certains le traitant *« d'artiste de l'hypothèse et de maître de l'induction ».*
« Il a été parfois plus éloquent et entraînant que convaincant, orienté vers les images et les mirages, plus que vers l'irréfutable vérité, plus avide d'originalité, de nouveauté que de certitude, plus soucieux de s'emparer d'un rêve que d'appréhender une certitude. Mais ses rêves concernaient de grandioses conceptions ».
« Quelles que soient les différentes opinions, admiratives ou réservées, ce fut, écrit Henri Mondor, pourtant un de ses principaux détracteurs, *un extraordinaire remueur d'idées, toujours tenté par l'énigme, jamais intimidé par les embûches ou la crainte des réfutations et un humaniste soucieux, avant tout, de faire comprendre qu'un homme ou une femme existe sous le champ opératoire. »*
« J'ai cherché un mot pour désigner ce que je voulais exprimer, cette finalité de nos actes chirurgicaux. Celui d'humanisme s'est imposé à moi, humanisme, élan de l'homme vers l'homme, source de l'individuel, recherche de chacun dans sa vérité. C'est lui seul qui peut maintenir la chirurgie dans sa droite ligne, car il est la seule éthique qui puisse fixer pour chacun de nous la limite des droits et l'étendue des devoirs ».
Et puisqu'il a été dit malicieusement qu'aucun savant n'a utilisé le « je » avec plus de spontanéité et de charme, nous lui laisserons la conclusion. *« J'ai eu la chance d'avoir de nature une intelligence qui s'est trouvée, par hasard, faite pour la chirurgie. Elle n'aurait peut-être rien valu dans une autre discipline ». « Et quand je regarde derrière moi, ma vie me paraît heureuse de bout en bout, heureuse dans sa variété comme dans ses efforts, heureuse parce que tout le long, j'ai*

fait ce que j'aimais, ce à quoi mon caractère m'inclinait avec sa qualité humaine. »

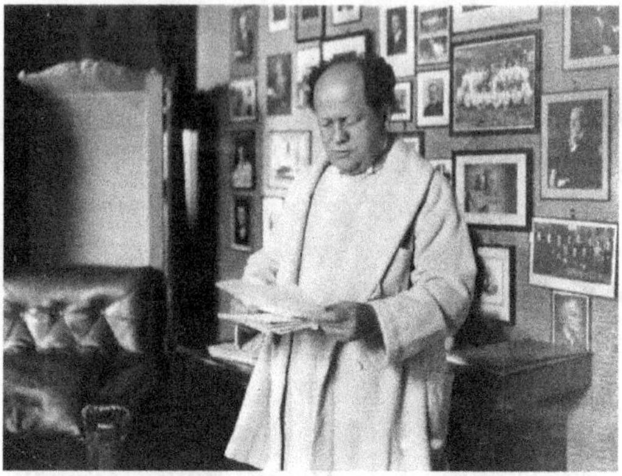

René Leriche (1879-1955)
(© Bibliothèque de l'Académie nationale de médecine, Paris, 2021, Réf. anmpx42x0078).

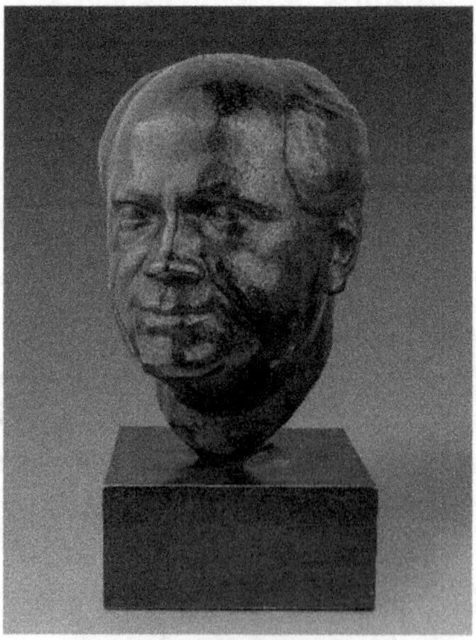

Buste de René Leriche
(© Bibliothèque de l'Académie nationale de médecine, Paris, 2021, Réf. ART 333).

Henri Redon et Pierre Denoix, deux figures exemplaires de la chirurgie carcinologique française du XXe siècle[8]

Henri Judet nous a fait revivre, ces dernières années, les figures de quelques-uns de nos grands ancêtres chirurgiens : Guy de Chauliac, Georges Mareschal, Dominique-Jean Larrey et plus près de nous Alexis Carrel et René Leriche. Je vous propose aujourd'hui de suivre son exemple en évoquant la mémoire de deux grandes figures de la chirurgie carcinologique française, tous deux membres de notre compagnie, Henri Redon et Pierre Denoix. Leurs riches personnalités complémentaires ont marqué l'essor de la prise en charge du cancer en France et dans le monde au milieu du XXe siècle. Chacun à sa manière, ils ont largement contribué à la connaissance de cette maladie et à la place de la chirurgie dans son traitement.

Henri Redon s'est consacré au soin du patient cancéreux. Il savait le rassurer et gagner sa confiance parce qu'il avait à cœur de lui offrir le traitement adapté à son cas, grâce à sa connaissance approfondie de la maladie cancéreuse. Devenu chirurgien de l'Institut national du Cancer en 1934 à Villejuif, il s'est attaché d'une part à décrire les techniques chirurgicales qui convenaient à cette maladie et d'autre part à préciser la place de la chirurgie à côté de celle de la radiothérapie naissante dans son traitement. En effet, le développement de la radiothérapie modifiait l'approche du traitement du cancer, avec notamment les travaux de Claudius Regaud et de Marie Curie à l'Institut du radium devenu la Fondation Curie en

---

[8] Par Philippe Marre, ancien Secrétaire général de 2015 à 2018 et actuel Président de l'Académie nationale de chirurgie pour 2021.
Séance solennelle du mercredi 20 janvier 2016. Académie de chirurgie.

1920. Henri Redon a ainsi publié de nombreux travaux sur le traitement chirurgical des cancers qui ont fait rapidement autorité, comme le rapport sur les indications chirurgicales dans le cancer du sein qui a fait date en 1968. Mais, ce sont deux instruments chirurgicaux très simples d'usage quotidien, auxquels il a laissé son nom, qui perpétuent sa mémoire dans les blocs opératoires du monde entier. Le premier est le petit dissecteur très fin, dit « de Redon », permettant d'individualiser et de suivre sans les blesser tous les filets du nerf facial au cours des parotidectomies totales. La qualité des suites postopératoires et des résultats de cette opération qu'il avait parfaitement codifiée a largement contribué à la réputation d'Henri Redon. Son expérience dans cette chirurgie a fait l'objet de plusieurs publications et d'un traité sur la chirurgie des glandes salivaires qui fit autorité en 1965. Le second est le système de drainage chirurgical aspiratif postopératoire des espaces celluleux, notamment après curage ganglionnaire cervical étendu, également dit « de Redon ». Il fut mis au point avec Jost et Troques, et présenté à l'Académie en 1954. Il rend toujours de grands services dans la plupart des spécialités chirurgicales.

Pierre Denoix était son cadet de treize ans. Jeune chirurgien très tôt orienté vers le cancer, il s'est intéressé à la maladie cancéreuse et à la prise en charge de celle-ci davantage qu'au patient cancéreux lui-même. En cette première moitié du XXe siècle, le cancer lui paraissait en effet être l'un des enjeux majeurs de la santé publique. Sur le plan méthodologique, il proposa dès 1943 une classification pronostique des cancers permettant de clarifier la stratégie de leur prise en charge et l'orientation des voies de recherche à développer. Présentée en France sous l'acronyme TGM (Tumeur, Ganglion, Métastase), cette classification fut affinée et développée pour être adoptée en 1952 dans le monde entier sous l'acronyme TNM (Tumor, Node, Metastasis), selon la terminologie anglo-saxonne. Sur le plan de l'organisation pratique de la prise en charge de la maladie cancéreuse, la création des Centres régionaux de lutte contre le cancer par l'ordonnance de 1945 s'inspira largement de l'expérience acquise à l'Institut national du Cancer. Pierre Denoix y participa, devenant l'assistant d'Henri Redon à partir de 1942. Cette ordonnance donnait un cadre et un statut communs à ces centres en se fondant sur les expériences en cours, à Villejuif, mais aussi en province. Comme celle du centre de Lille créé en 1930 à l'hôpital du Saint-Sauveur par Oscar Lambret, éminent chirurgien également membre de notre compagnie.

Ainsi, se constitua au milieu de la guerre à l'Institut national du Cancer de Villejuif, une équipe chirurgicale très complémentaire. Henri Redon était le grand clinicien et l'excellent opérateur dans la grande tradition chirurgicale française pour laquelle l'intendance devait suivre. Pierre Denoix était l'innovateur et le stratège pour qui justement l'intendance était primordiale dans le projet de maîtrise d'une maladie aussi complexe et encore aussi mal connue que le cancer à cette époque. L'équipe fonctionna de 1942 à 1956 soutenue par la forte personnalité de Gustave Roussy, fondateur et directeur de cet Institut.

Henri Redon est né le 24 juin 1899, à Tour-de-Faure, petit village du Quercy, dans une famille de juristes ruraux que connaissait bien ma famille, originaire du village voisin. Après des études secondaires au lycée Gambetta de Cahors comme pensionnaire, le décès brutal de son père en 1915 mit sa mère dans une situation financière difficile. Ceci incita Henri Redon à entreprendre des études de médecine à Toulouse, rêvant de devenir rapidement médecin de campagne dans le Lot. Mais, la guerre était là et il fut mobilisé en 1917, dès la fin du PCN. Henri Redon reprit ses études en 1919, cette fois à Paris, sur les conseils de Henri Rouvière, professeur d'anatomie à Paris et ami lozérien de la famille de sa mère. Reçu à l'internat dès le premier concours en 1923, il fut élève successivement de Charles Dujarier, de Paul Lecène, de Pierre Duval et de Raymond Grégoire, pour devenir assistant de Paul Lecène et aide d'anatomie, puis prosecteur en 1928 chez Henri Rouvière. Le décès brutal de Paul Lecène en 1930 bouleversa ce cursus. Henri Redon fut accueilli par Pierre Duval qui l'orienta vers la chirurgie du cancer après sa nomination comme chirurgien des hôpitaux de Paris en 1934. Il se fit alors détacher au tout nouvel Institut national du Cancer construit en face de l'hôpital Paul-Brousse de Villejuif qui venait d'être inauguré par Gustave Roussy en présence du président de la République Albert Lebrun.

L'Institut national du Cancer succédait au Centre anticancéreux de la Région parisienne installé à l'hôpital Paul-Brousse en 1921 par Gustave Roussy qui y ouvrit cette année-là la première consultation de carcinologie dans son service de neurologie. Gustave Roussy était un neurologue réputé, élève de Jules Déjerine, que la tradition anatomoclinique avait conduit à s'intéresser à l'anatomie pathologique pour tenter de comprendre les maladies neurologiques qu'il soignait. Devenu professeur d'anatomie pathologique en 1925, il passa naturellement à l'étude du cancer. C'était un homme de grand caractère, né en 1874 à Vevey dans la famille Nestlé. Il avait entrepris ses études de médecine à Genève pour les poursuivre à Paris où il fut reçu à l'internat en 1901. Son choix de se consacrer au cancer était très novateur à une époque où les maladies infectieuses étaient le grand enjeu de la santé publique. Devenu directeur de l'Institut national du cancer à son ouverture en 1934, il s'entoura d'excellents spécialistes, notamment d'Henri Redon en chirurgie, de Jacques Delarue et de Charles Oberling en anatomie pathologique ainsi que de Simone Laborde, transfuge de la Fondation Curie en radiothérapie. Henri Redon passa alors à l'Institut ses plus belles années professionnelles, devenant chef du service de chirurgie en 1942. C'est à cette époque que Pierre Denoix le rejoignit comme assistant.

Pierre Denoix est né à Paris, le 26 octobre 1912, dans une famille d'hommes politiques régionaux originaire de La Bachellerie, dans le Périgord vert. Après de brillantes études secondaires aux lycées Louis-le-Grand et Henri-IV, il entreprit des études de médecine à Paris en 1930. Reçu à l'internat en 1935, il s'orienta vers la chirurgie, devenant l'élève de Louis Bazy, de Sylvain Blondin, de Bernard Cuneo, de Charles Lenormant et de Joseph Okinczyc. Tout en entreprenant un cursus traditionnel en devenant aide d'anatomie en 1938, Pierre Denoix compléta sa formation par un certificat d'anatomie pathologique et un diplôme d'hygiène industrielle, et de médecine du travail avec le projet de se consacrer à la prise en charge des cancers. Mobilisé en 1939, il reprit rapidement son cursus chirurgical, soutenant sa thèse en 1941. Son orientation carcinologique s'affirma en 1942, année où il intégra l'Institut national d'hygiène devenant responsable de la section cancer de 1942 à 1956 et année où il devint l'assistant d'Henri Redon à l'Institut national du Cancer jusqu'en 1956. Il connut par ailleurs une période difficile à la fin de la guerre qui lui valut d'être interné à Fresnes en 1944 pour fait de résistance. Il fut nommé chirurgien des hôpitaux de Paris en 1948.

À partir de 1945, l'équipe chirurgicale de l'Institut national du Cancer connut une dizaine d'années de grande fécondité. Fécondité clinique avec de nombreuses publications dans tous les domaines de la carcinologie et notamment du sein, de la thyroïde, des glandes salivaires et de l'utérus. Fécondité méthodologique avec les premiers essais cliniques fondés sur la classification TNM et les premières enquêtes statistiques. Fécondité stratégique avec la participation à la création les Centres régionaux de lutte contre le cancer sur le modèle de l'Institut national du Cancer de Villejuif.

Fécondité institutionnelle enfin avec la participation à l'élaboration par Robert Debré de la loi sur le plein-temps hospitalo-universitaire et à l'organisation de la prise en charge collective

des patients dans les comités d'organes, ancêtres des réunions de concertations pluridisciplinaires actuelles.
Mais, l'entente sur laquelle reposait cette fécondité n'était qu'apparente. Des divergences se firent jour entre Henri Redon et Pierre Denoix, surtout après la disparition brutale de Gustave Roussy en 1948. Devenu recteur de l'Université de Paris, celui-ci avait été remplacé au poste de directeur de l'Institut national du Cancer en 1946 par René Huguenin. Pierre Denoix en devenait le secrétaire général et l'Institut prenait le nom d'Institut Gustave-Roussy en 1950. Dans cette équipe, Henri Redon incarnait la tradition chirurgicale française dans l'approche du patient et de sa maladie personnelle. L'excellent opérateur qu'il était donnait ses soins à une vaste clientèle dépassant les frontières de la France, le matin à Villejuif, à l'Institut national du cancer et l'après-midi à Paris, à la clinique des Sœurs augustines, rue de la Santé. Pierre Denoix incarnait le renouveau et la place grandissante de l'administration dans l'organisation, et la stratégie de la prise en charge du cancer.
Leur rupture peut être datée de 1956. À cette date, la disparition brutale de René Huguenin laissa vacante la direction de l'Institut Gustave-Roussy. Pierre Denoix fut choisi pour lui succéder après une campagne efficace, campagne dont Henri Redon, également candidat, ne s'est guère préoccupé, estimant que cette direction lui revenait de droit. Mais, les temps changent et l'homme d'appareil fut préféré à l'homme de l'art. Henri Redon fut éprouvé par cet échec que ne vinrent compenser qu'imparfaitement la chaire de clinique chirurgicale carcinologique créée pour lui en 1957 et le service de chirurgie de l'hôpital Necker où il fut nommé en 1960. Il y poursuivit son œuvre de soins, d'enseignement et de recherche jusqu'à sa retraite en 1970. Il continua à opérer ensuite encore deux ans chez les Sœurs augustines. Déjà malade, il prit sa retraite chez lui à Tour-de-Faure en 1973 et s'éteignit chez les Sœurs augustines en 1974. Entièrement consacrée à la lutte contre le

cancer, la carrière d'Henri Redon fut couronnée par une reconnaissance internationale honorant à travers sa personne l'importance de la recherche chirurgicale française de l'époque. Invité à de nombreux colloques, à présider des congrès, il fut reçu comme membre étranger de plusieurs sociétés savantes et de l'Académie de médecine de Rome.

Pierre Denoix assura parallèlement sa carrière d'enseignant et de directeur de l'Institut Gustave-Roussy. Devenu professeur titulaire de la chaire de clinique carcinologique en 1966, il exposa, dans sa leçon inaugurale, ses conceptions novatrices pour l'époque sur l'exercice et l'organisation de la médecine. À la direction de l'Institut Gustave-Roussy, il mena une triple action de développement de la recherche clinique, d'équipement matériel et de restructuration architecturale. Il axa le développement clinique sur les quatre piliers devenus traditionnels dans les centres hospitalo-universitaires que sont les soins, l'enseignement, la recherche et l'information du public. Conscient de la nécessité d'équipements modernes pour traiter le cancer, il fit installer, à l'Institut Gustave-Roussy, le premier bêtatron en 1953, la première unité française de statistiques en 1956, le premier ordinateur médical en 1968 et le premier accélérateur linéaire français en 1969. Enfin, constatant que la taille de l'Institut national du Cancer devenait insuffisante, il fit décider, au milieu des années 1960, la construction d'un nouvel Institut Gustave-Roussy, toujours à Villejuif, sur le terrain des Hautes-Bruyères, au-dessus de l'autoroute A6, à l'écart de l'hôpital Paul-Brousse. Ce nouvel institut, désigné par l'acronyme IGR, fut inauguré en 1980 et peut être considéré comme l'œuvre de la vie de Pierre Denoix. Un pavillon de recherche y vit le jour en 1981. Pierre Denoix mena en outre une carrière administrative exceptionnelle pour l'époque. En France, il fut notamment président de la Fédération des centres de lutte contre le cancer et directeur général de la Santé de 1973 à 1978. À l'étranger, il fut notamment secrétaire général de l'Union internationale contre le cancer de 1953 à 1958, puis son président de 1973 à 1978. Il assuma également des responsabilités importantes à l'OMS. De réputation mondiale, il fut invité à de nombreux colloques, présida plusieurs congrès et fut admis comme membre étranger de plusieurs sociétés savantes et de l'Académie des sciences du Brésil. Il prit sa retraite à Saint-Geniès, en Dordogne, en 1981, et s'éteignit à l'IGR en 1990.

Voilà brièvement évoqués deux destins exemplaires de chirurgiens français ayant consacré leur vie à la connaissance et au traitement du cancer, chacun à sa manière, chacun selon sa personnalité, leur histoire faisant se croiser des chemins différents, mais finalement complémentaires. L'homme de tradition qu'était Henri Redon, l'homme de renouveau qu'était Pierre Denoix, apportèrent leur vision et leurs approches personnelles de cette maladie complexe qui dépassait les paradigmes de l'époque. Ils firent faire des progrès considérables, reconnus dans le monde entier, à sa connaissance et à son traitement. Le cancer fut l'une des grandes affaires médicales du XXe siècle en Occident. À l'orée du XXIe siècle, la relève de ces précurseurs qu'étaient Henri Redon et Pierre Denoix est assurée. En témoigne par exemple l'avènement de la médecine moléculaire pour laquelle un pavillon vient d'être ouvert à l'IGR appelé maintenant officiellement tout simplement Gustave Roussy.

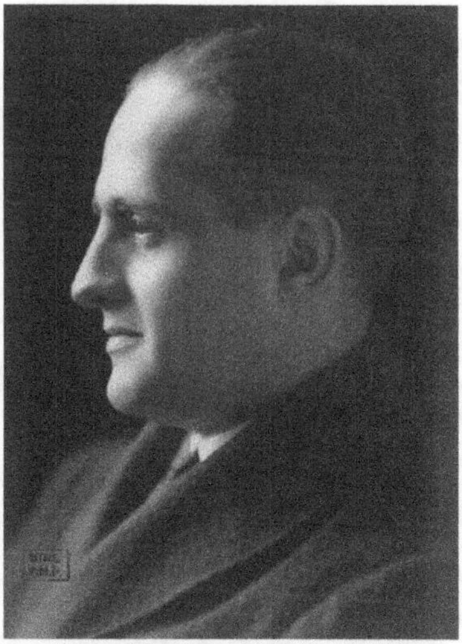

Henri Redon (1899-1974)
(© Bibliothèque interuniversitaire de Santé, Paris, 2021, Réf. CIPB1957).

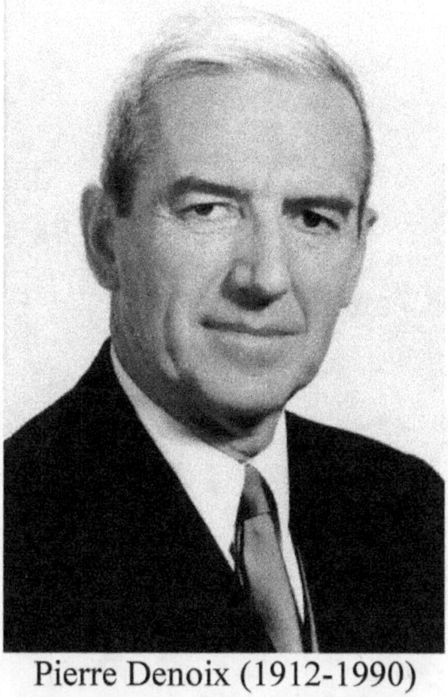

Pierre Denoix (1912-1990)
(© Gustave Roussy, 2021).

Robert Merle d'Aubigné et les frères Robert et Jean Judet - Naissance de la chirurgie orthopédique moderne au milieu du XXe siècle[9]

Trente années séparent la présidence de Henri Judet[10] de celle de son père Jean Judet. Dans son discours, celui-ci avait associé à cet honneur son frère Robert trop tôt disparu six ans plus tôt en assurant *« je suis heureux pour deux »*. Ces trente années donnent la mesure de la place acquise par la chirurgie orthopédique dans notre Compagnie, place qui est le reflet de celle qu'elle occupe dans la chirurgie française.

Longtemps marginalisée au sein de la chirurgie générale, une et indivisible, la chirurgie orthopédique a vu sa genèse s'accélérer rapidement en 1945 au lendemain de la guerre. Trois personnalités chirurgicales exceptionnelles ont marqué cet essor : Robert Merle d'Aubigné, d'une part, et les frères Jean et Robert Judet, d'autre part. Travailleurs acharnés, passionnés par leur métier, entraîneurs d'hommes, d'une grande intelligence visionnaire, ils ont organisé la chirurgie orthopédique française au milieu du XXe siècle de manière très complémentaire.

Avec Robert Merle d'Aubigné, c'était la rigueur protestante teintée de perfectionnisme. C'était aussi l'inspiration pragmatique anglo-saxonne valorisée par sa séduction naturelle. Son panache le fit appeler le "partisan" par son maître préféré Paul Lecène. Il s'intéressa à tous les aspects de la chirurgie orthopédique, mais ce fut dans la mise en œuvre de la spécialité qu'il excella, laissant une puissante empreinte toujours perceptible.

---

[9] Par Philippe Marre, ancien Secrétaire général de 2015 à 2018 et actuel Président de l'Académie nationale de chirurgie pour 2021.
Séance solennelle du mercredi 11 janvier 2017. Académie de chirurgie.

[10] Président de l'Académie nationale de chirurgie en 2016.

Il organisa l'enseignement, la formation des élèves, la recherche, la planification des soins, tout en encourageant la diversification progressive de la spécialité naissante en de multiples sous-spécialités. Animé par un projet de construction d'un grand centre parisien moderne de chirurgie réparatrice à l'image de ce qui se faisait à l'étranger, il rendit visite dès le début de son clinicat à Boehler à Vienne et à Putti à Bologne, plus tard à Watson-Jones à Londres.
Très différents étaient les frères Judet. D'abord, ils étaient deux. Ce fut à deux qu'ils bâtirent leur réputation en France, comme à l'étranger tout en conservant chacun leur personnalité et leur identité professionnelle. Initiés tous deux à la chirurgie par leur père Henri Judet, originaire du plateau de Millevaches dans la Creuse, un des premiers chirurgiens orthopédistes installés à Paris, Jean Judet se consacra à l'orthopédie pédiatrique et Robert Judet, à l'orthopédie de l'adulte. Ils ne firent en réalité qu'un et, à la disparition prématurée de Robert le cadet, Jean l'aîné se retrouva comme orphelin de son partenaire de toujours. Avec les frères Judet, c'était l'innovation permanente, un foisonnement d'idées, bonnes ou mauvaises, discutées ensemble, abandonnées, puis reprises, sans que l'on sache vraiment lors de la réalisation d'une idée lequel des deux l'avait eue. C'était un bouillonnement créateur permanent animé par leur passion commune, l'orthopédie au service des malades.
Nés au début du XXe siècle, Robert Merle d'Aubigné en 1900, Jean Judet en 1905 et Robert Judet en 1909, ils incarnèrent et finirent par symboliser la chirurgie orthopédique française moderne du milieu du siècle. Quel chemin parcouru depuis leurs brillantes études de médecine pour en arriver là ! Nommés à l'internat respectivement en 1924, 1929 et 1931, ils hésitèrent curieusement tous les trois et, pour des raisons différentes, à devenir chirurgien. Leur choix fait, ils s'y engagèrent à fond et acquirent la formation très générale de l'époque. Mais assez rapidement, ils s'orientèrent vers la chirurgie orthopé-

dique, Robert Merle d'Aubigné, par choix personnel, et les frères Judet, pour suivre l'exemple de leur père Henri. *« Nous ne pouvions démériter »,* dirent-ils.
La chirurgie orthopédique n'avait alors une place reconnue que dans les services de chirurgie pédiatrique dont elle représentait une part prépondérante de l'activité, notamment chez Pierre Fredet et Louis Ombredanne. Dans les services de chirurgie de l'adulte, la place prépondérante revenait à la chirurgie viscérale. Il n'y avait alors qu'un seul service de chirurgie orthopédique de l'adulte à Paris, celui de Paul Mathieu, ami d'Henri Judet, devenu professeur de chirurgie orthopédique en 1930 et chef du service de chirurgie orthopédique de l'adulte à Cochin dans le vétuste pavillon Lister en 1931.
Au terme d'un long cheminement, la chirurgie ostéo-articulaire ne s'était vraiment développée qu'à la fin du XIXe siècle sous l'impulsion de rares et fortes personnalités comme celle de Léopold Ollier, le Lyonnais. Celui-ci se fit le champion de la chirurgie orthopédique conservatrice par rapport à la chirurgie mutilante héritée des guerres de la Révolution et de l'Empire. Jusqu'alors, la prise en charge des infirmités et des traumatismes n'avait guère évolué depuis les travaux de Guy de Chauliac au XIVe siècle et d'Ambroise Paré au XVIe siècle. Il n'y avait notamment pas de vocable pour l'identifier. Ce fut un médecin, Nicolas Andry, doyen de la faculté de médecine de Paris, qui proposa en 1741 le terme d'orthopédie pour désigner les méthodes de traitement des infirmités de l'enfant, dont est issu le logo que nous connaissons. Mais, ce ne fut que plus d'un siècle plus tard que ce terme d'orthopédie finit par désigner l'ensemble des méthodes, chirurgicales ou non, de prise en charge des infirmités et des traumatismes de l'enfant, et de l'adulte, plus précisément sous le vocable de chirurgie orthopédique.
Bien qu'elle ne fût reconnue comme spécialité qu'en 1983, l'orthopédie intéressait alors de plus en plus de chirurgiens en

raison de ses progrès. Le 8 octobre 1918, l'issue de la guerre ne faisant plus guère de doute, Édouard Kirmisson, professeur de chirurgie pédiatrique, réunit une vingtaine d'entre eux, à l'occasion du congrès français de chirurgie, pour fonder la SFO, Société française d'orthopédie. Henri Judet fit partie des membres fondateurs. La SFO devint la SFOT, Société française d'orthopédie et de traumatologie en 1937 et la SOFCOT, Société française de chirurgie orthopédique et traumatologique en 1968. La SFO resta présidée par les chirurgiens pédiatres jusqu'à la présidence de Paul Mathieu en 1933 et 1934, consacrant alors l'accession à la maturité de la chirurgie orthopédique de l'adulte.
Robert Merle d'Aubigné s'engagea dans la voie des concours hospitaliers et universitaires. Constatant les limites de la formation orthopédique dans les services de chirurgie générale de l'adulte, il rechercha au terme de son internat un poste d'assistant dans un service de chirurgie générale où développer l'orthopédie. Ayant fait une très brillante année de médaille d'or chez Paul Lecène, il devait en devenir l'assistant. Mais, au décès brutal et prématuré de celui-ci à l'automne 1929, il fut recueilli par Pierre Duval dont il devint l'assistant jusqu'en 1943, après avoir été nommé chirurgien des hôpitaux en 1936.
Les frères Judet s'engagèrent dans la même voie quelques années plus tard, bénéficiant d'un enseignement plus spécifiquement orthopédique d'une part auprès d'André Richard à Berck, puis à Saint-Louis et de Paul Mathieu à Cochin, et d'autre part auprès de leur père Henri Judet. Celui-ci leur communiqua son dynamisme et sa passion pour l'innovation. Son importante clientèle l'avait conduit à construire une petite clinique de 40 lits, square Desaix en 1935, clinique où naquit notre président Henri Judet trois ans plus tard. Sa curiosité l'avait poussé à s'intéresser notamment à la physiopathologie du cartilage articulaire et à la diffusion de diverses techniques, comme l'usage du fixateur externe du Belge Alain Lambotte que son fils Jean améliora.

Jean Judet fut orienté assez tôt vers la chirurgie orthopédique pédiatrique par Louis Ombredanne dont il devint l'assistant. Robert Judet devint l'assistant de Paul Mathieu, s'orientant vers la chirurgie orthopédique de l'adulte. Tous deux furent très marqués par Louis Houdard, chez lequel ils passèrent ensemble un semestre d'internat passionnant et dont ils restèrent très proches.
La guerre vint interrompre ces cursus et, en bouleversant l'ordre ancien, put permettre à ces jeunes talents de réaliser leurs projets. S'étant bien comportés à la tête de leurs ambulances mobiles respectives en 1939-1940, ils furent meurtris par le désastre de 1940 et reprirent leurs activités en s'engageant dans la résistance à l'occupant. Démobilisé, Robert Merle d'Aubigné partagea son temps entre le service de Pierre Duval et la clinique des diaconesses en se rapprochant du réseau de Louis Pasteur Vallery-Radot, Robert Debré et Paul Milliez.
Faits prisonniers, les frères Judet s'évadèrent rapidement du train qui les emmenait en Allemagne et reprirent leurs postes hospitaliers, chez Jacques Leveuf, successeur de Louis Ombredanne pour Jean et chez Paul Mathieu, puis Louis Houdard pour Robert. Travaillant beaucoup à la clinique Desaix, ils en prirent la direction en 1942 au décès de leur père, prenant en charge de nombreux blessés clandestins, résistants ou aviateurs anglo-américains. Ceci valut à Robert des ennuis avec la Gestapo peu avant la Libération. Interrogé une journée entière sans résultat, il finit par être libéré dans la soirée et piqua alors, selon son frère, une colère homérique, exigeant d'être reconduit à la clinique où l'attendaient ses malades depuis le matin. Ce qui fut fait dans une voiture de la Gestapo qui se trouvait dans la cour de la rue des Saussaies.
La Libération en 1944, puis l'armistice en 1945 eurent pour chacun d'eux un effet libérateur, tant sur le plan personnel que sur le plan professionnel. Après avoir participé activement à la libération de Paris, chacun suivit une voie différente. Robert

Judet s'engagea dans la 1ère armée où il fit un travail remarquable pendant la bataille d'Alsace au cours de l'hiver 1944-1945 à la tête d'une ambulance mobile avec Claude Houdard, neveu de son maître Louis Houdard. Jean Judet assura leurs responsabilités hospitalières et privées en l'absence de Robert.
Cette période de grands bouleversements fut l'occasion pour Robert Merle d'Aubigné de commencer à donner sa pleine mesure. Prenant contact avec les responsables du corps de santé des armées anglo-américaines, il les guida dans le choix de leurs hôpitaux militaires pendant la bataille de France, notamment de Beaujon et de Foch. Il les conseilla également pour l'intégration des médecins FFI, puis FTP dans l'armée française. Ayant gagné leur confiance, il obtint de visiter en Angleterre avec Pierre Lance les hôpitaux civils et militaires prenant en charge les blessés pour s'en inspirer dans la construction d'établissements semblables en France. Il appréciait *« la rigueur et la bonté discrète des Anglais »*.
Tout alla alors très vite pour lui. Dès l'été 1945, il regroupa à Foch une équipe dynamique et motivée dont la plupart des membres le suivit partout : Robert Meary, Michel Postel, Jacques Ramadier, mais aussi Roger Timal et Louis Descamps, sans oublier la place devenue essentielle des anesthésistes Édouard Kern et Jean Lassner. Mais, Foch ayant été confié à Paul Padovani au départ des Anglo-Américains, il émigra à Léopold Bellan avant d'aller à Cochin, succéder à Paul Mathieu. En effet, nommé professeur agrégé en 1946, Robert Merle d'Aubigné devint rapidement professeur de chirurgie orthopédique en 1948 et succéda alors à Paul Mathieu dans le service de Cochin du vétuste pavillon Lister.
Ayant l'intuition qu'il pouvait réaliser à Cochin librement son projet de grand centre parisien moderne de chirurgie réparatrice de l'adulte, il refusa deux propositions. Celle d'occuper le service récent de chirurgie pédiatrique des Enfants Malades construit juste avant la guerre. Et celle de recevoir un finance-

ment indirect de la Sécurité sociale nouvellement créée dont il craignait d'être l'obligé. Il remua ciel et terre, et parvint à ses fins en inaugurant, en 1959, le pavillon remplaçant le pavillon Lister, auquel il donna le nom de Léopold Ollier et au fronton duquel il fit écrire en grec la fière devise de son maître vénéré Paul Lecène, *« la parole n'est que l'ombre de l'action »*. Les Lyonnais reconnaissants lui offrirent le buste de Léopold Ollier pour honorer ce pavillon.
Conscient de l'importance de la chirurgie pédiatrique en complément de son projet, il noua un partenariat fécond avec l'équipe de Pierre Petit dont le service de Saint-Vincent-de-Paul était voisin de Cochin. Cela enrichissait la diversification de son équipe avec notamment Robert Meary qui devint le référent de la chirurgie du pied et des tumeurs osseuses, Michel Postel, celui de la hanche et du genou, Jacques Ramadier, celui de la colonne vertébrale, Raoul Tubiana, celui de la main, chacun contribuant à l'enseignement des nombreux élèves français et étrangers. Parmi eux, Jacques Duparc poursuivit à Bichat l'enseignement de l'école de Cochin. Robert Merle d'Aubigné s'intéressa ainsi à tous les aspects de l'orthopédie, anesthésie, réanimation et rééducation comprises. Les travaux du service donnèrent lieu à de multiples publications avec ses élèves, chacun dans son domaine de prédilection. Mais, c'est dans l'organisation, la promotion et la transmission de la spécialité de la chirurgie orthopédique naissante que son rôle a été essentiel. Exceptionnel chef d'école, il apportait la rigueur et la fermeté indispensables à l'élaboration des méthodes diagnostiques et thérapeutiques permettant à chacun de poser des indications opératoires rationnelles.
Depuis la fin de la guerre, les frères Judet partageaient leurs activités entre la clinique Desaix et leurs services hospitaliers, Jean aux Enfants Malades où il était chargé de l'orthopédie pédiatrique chez Jacques Leveuf, puis au décès de celui-ci en 1948, chez Marcel Fèvre, enfin à la retraite de ce dernier chez Denys Pellerin en 1970. Et Robert chez Louis Houdard qui

l'avait chargé de la chirurgie orthopédique de l'adulte dans son service.
C'est en 1946 qu'ils apportèrent une solution révolutionnaire au traitement des pathologies invalidantes de la hanche, qu'elles soient dégénératives ou traumatiques, en mettant au point une prothèse fémorale en résine acrylique. L'idée était dans l'air. Sa concrétisation vint de la rencontre avec le père de leur élève, Pierre Rigault, chirurgien ORL qui posait des petites prothèses en résine acrylique parfaitement tolérées par l'organisme. Les prothèses furent, au début, usinées sur mesure par un tourneur de Belleville. La première prothèse fut posée à la clinique Desaix pour arthrose et la seconde à Rothschild pour fracture. En un an, les frères Judet posèrent six prothèses par voie antérieure. Le retentissement de cette innovation fut considérable, tant en France qu'à l'étranger.
Et Michel Postel le saluait trente-cinq ans plus tard : *« Pour donner naissance à la chirurgie prothétique de la hanche, il fallait un trait de génie et une audace qui semble maintenant de la routine. C'est là qu'est le point de départ de la chirurgie moderne de la hanche »*. Ce succès fut à l'origine de la notoriété des frères Judet et donna un coup d'accélérateur aux multiples innovations qui suivirent ainsi qu'à leur activité qui les obligea à quitter le square Desaix pour le square Jouvenet où fut construite la clinique actuelle de la maison Judet par des maçons de la Creuse, région à laquelle ils restèrent, toute leur vie, très attachés. Inaugurée en 1957, leurs descendants y exercent toujours.
Robert Judet fut nommé chirurgien des hôpitaux en 1951, professeur agrégé en 1953, chef d'un petit service périphérique à Raymond Poincaré en 1956 et professeur de chirurgie orthopédique en 1962, avec l'appui de Robert Merle d'Aubigné. *« Nous n'étions rivaux que dans l'estime et l'affection de nos élèves. Il lui fallait un commandement. Je proposais au conseil de faculté la création d'une 3ème chaire de chirurgie orthopédique après la mienne en 1948 et celle de Paul Padovani en*

1961, pour l'homme qui, par sa personnalité et son talent pédagogique, s'était vite imposé aux étudiants et aux enseignants ». C'est alors qu'il transforma son petit service en un grand centre moderne de chirurgie réparatrice de réputation internationale de 230 lits. Il regroupait toutes les activités de l'orthopédie avec une équipe prestigieuse qui évolua avec le temps et compta notamment Gérald Lord, Jean Lagrange, Pierre Rigault, Raymond Roy-Camille, Émile Letournel, Jean-Claude Pouliquen et bien d'autres élèves et amis, français et étrangers. Son fils Thierry Judet reprendra le flambeau du service vingt ans après sa disparition.

Les frères Judet joignaient à leur rigueur intellectuelle une grande habileté manuelle héritée du pavillon d'anatomie et une exceptionnelle capacité d'innovation dans tous les domaines de l'orthopédie. Si beaucoup de ces innovations furent oubliées, soit qu'on ait trouvé mieux, soit que la page fût tournée et que l'on soit passé à autre chose, certaines restèrent néanmoins. Comme l'arthroplastie de hanche dont plusieurs modèles suivirent la prothèse initiale, puis l'arthroplastie du genou. Comme la ligamentoplastie du genou. Comme la reprise précoce des infections postopératoires aiguës. Comme la décortication sous-périostée pour les pseudarthroses. Comme la grande désinsertion quadricipitale pour raideur du genou, dont l'idée est venue à Jean Judet au cours d'une pause à un congrès international où il venait de faire une communication sur la chirurgie du genou soulevant plus d'interrogations qu'elle n'apportait de réponses. Comme la recherche systéma-tique des luxations de hanche chez le nouveau-né dont Jean Judet avait convaincu la secrétaire d'État à la Santé de l'époque, Marie-Madeleine Dienesch. C'est ainsi que l'on peut dire que les frères Judet furent un seul et même grand chef d'école. Leur fantaisie créatrice enrichissait et complétait ce que la rigueur de l'école de Cochin avait quelquefois de contraignant. Cette âpre compétition intellectuelle, morale et technique très stimulante pour les deux écoles avait ses limites. Tous se

connaissaient et s'estimaient, appréciant de transférer leurs rivalités sur le terrain du sport. Ce que confirmait Michel Postel en écrivant, *« ces joutes oratoires ou épistolaires furent bénéfiques pour tous, mais ne furent possibles et tolérables que parce que facteur de progrès dans l'estime réciproque »*.
Président de la SOFCOT en 1973, membre d'honneur de nombreuses sociétés savantes étrangères, Robert Judet s'est éteint brusquement en 1980 en pleine force de l'âge. Robert Merle d'Aubigné salua *« le souvenir de cet homme indomptable, excellent débatteur, qui, outre la force physique, l'intelligence et l'innovation, avait un pouvoir de séduction qui paraissait tenir de l'enchantement »*. Et Charnley écrivit de son côté : *« La France a produit de grands chirurgiens orthopédistes, mais parmi eux Robert Judet est certainement celui qui fut le plus connu »*.
Robert Merle d'Aubigné connut une fin de vie professionnelle couverte des honneurs qu'il aimait particulièrement : président de la SOFCOT en 1959, de la SICOT en 1966, membre de l'Académie de chirurgie, de l'Académie de médecine et de l'Académie des sciences au fauteuil de Gaston Cordier qui venait de succéder à Henri Mondor et membre d'honneur de nombreuses sociétés savantes étrangères. À partir de 1970, sa retraite très active fut partagée entre sa maison de Fontainebleau, son bateau *l'Anémone* et ses orangers d'Alicante, car il ne pouvait plus parcourir la montagne qui fut une de ses grandes passions. Il s'éteignit en 1989. Michel Postel salua : *« Le créateur d'une école de chirurgie française n'existant pas avant lui et qui a remué ciel et terre pour construire le service de Cochin »*. Et Régis Lisfranc ajoutait : *« Quel panache ! »* cheveux au vent dans son Aston Martin décapotable.
Jean Judet ne s'était pas vraiment remis de la disparition de son frère Robert, précisant *« pendant toute notre vie, il n'y eut pas une minute de dissension entre nous »*. Il ajoute de plus : *« Le courage était chez moi un effort, alors qu'il était naturel chez lui »*. Président de la SOFCOT en 1965, membre d'honneur de

nombreuses sociétés savantes étrangères, il fut un président très heureux de notre Compagnie en 1986. Il s'éteignit en 1995. Son élève Pierre Rigault lui vouait une profonde reconnaissance. *« Monsieur Jean était un homme exceptionnel, élégant d'allure, distingué, voire charmeur. Il pouvait être fantasque. C'était surtout un homme de cœur, chaleureux avec ses petits patients et leurs familles, adoré sinon vénéré en retour par ceux auxquels il était si attentif. Courtois, jamais emporté, il savait conquérir la confiance de ses petits malades qu'il connaissait si bien et la sympathie de leur entourage ».* Vous aurez pu reconnaître notre Président, son fils, dans ce très beau portrait.

Ces trois grandes figures de la chirurgie orthopédique française avaient naturellement leur part d'ombre comme chacun d'entre nous. Après avoir trop brièvement évoqué leur part de lumière, retenons comme maxime pour les générations qui viennent : *« Ils ne savaient pas que c'était impossible et ils l'ont fait ».*

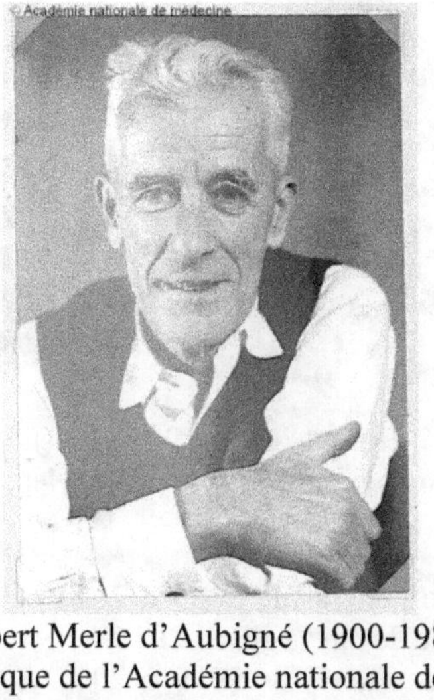

Robert Merle d'Aubigné (1900-1989)
(© Bibliothèque de l'Académie nationale de médecine, Paris, 2021, Réf. anmpx44x0080).

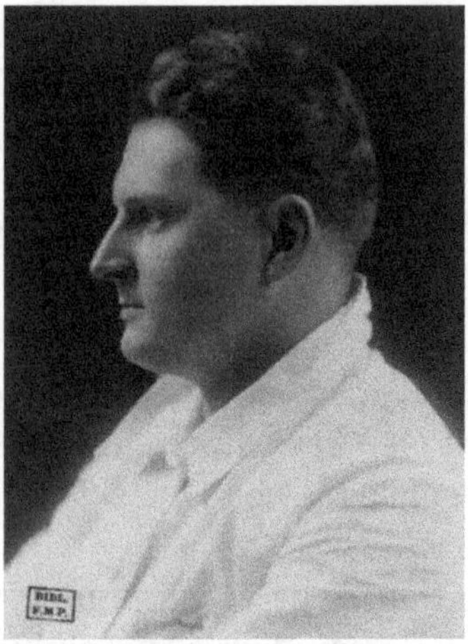

Jean Judet (1905-1995)
(© Bibliothèque interuniversitaire de Santé,
Paris, 2021, Réf. CIPB1805 ;
avec l'aimable autorisation de M. Henri Judet[11]).

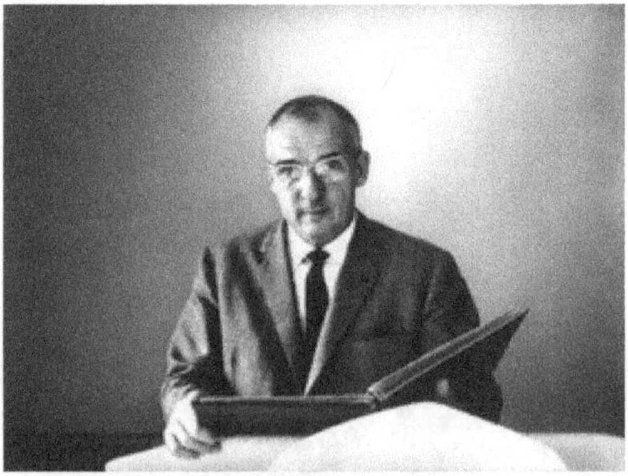

Robert Judet (1909-1980)
(avec l'aimable autorisation de M. Henri Judet[12]).

[11] Ancien Secrétaire général de 2009 à 2014 et ancien Président de l'Académie nationale de chirurgie en 2016.

[12] Ancien Secrétaire général de 2009 à 2014 et ancien Président de l'Académie nationale de chirurgie en 2016.

Philippe Mouret et l'avènement de la chirurgie mini-invasive[13]

Évoquer l'avènement de la chirurgie mini-invasive aujourd'hui est un exercice délicat qui impliqua de nombreux acteurs. La première cholécystectomie coelioscopique officiellement retenue en est le symbole en raison de sa simplicité et de son rayonnement mondial immédiat. Étant le fruit d'une démarche collective qui modifia complètement notre approche thérapetique du patient, il a bien fallu retenir un nom, celui de Philippe Mouret, qui en fut le réalisateur, sinon l'inventeur. Réalisateur discret, compétent, persévérant, dénué de tout a priori, il était, avec d'autres, animé d'une idée très simple : limiter l'agression chirurgicale inutile en conservant au geste chirurgical tout son sens et toute son efficacité. Cette idée était dans l'air et *« il n'est rien d'aussi puissant qu'une idée dont l'heure est venue »* comme le notait Victor Hugo.

Reprenons le fil de cette belle histoire française.

À l'automne 1988, Francis Barrat, alors assistant de Jean Moreaux au Centre médico-chirurgical de la Porte de Choisy à Paris, m'invita à passer voir François Dubois faire les cholécystectomies à ventre fermé par coelioscopie. Élève de Jean Moreaux et de François Dubois, j'avais été formé à l'école de Saint-Antoine. Je connaissais l'existence de l'endoscopie intrapéritonéale, appelée coelioscopie par les gynécologues de la maison Merger à l'instar de Raoul Palmer et laparoscopie par les gastro-entérologues de la maison Caroli avec Paulette Ricordeau. Mais, comme la plupart des chirurgiens viscéraux de l'époque, je considérais que la chirurgie abdomino-

[13] Par Philippe Marre, ancien Secrétaire général de 2015 à 2018 et actuel Président de l'Académie nationale de chirurgie pour 2021.
Séance solennelle du mercredi 10 janvier 2018. Académie de chirurgie.

pelvienne sérieuse se faisait à ventre ouvert par coeliotomie également appelée laparotomie selon l'étymologie retenue, qu'elle soit grecque ou latine.
Quelle ne fut pas ma surprise de voir François Dubois renverser tranquillement en une heure toutes ces belles certitudes chirurgicales en faisant la cholécystectomie par coelioscopie comme à ventre ouvert ! Tout en me précisant qu'il ne faisait qu'appliquer l'idée d'un certain Philippe Mouret, chirurgien à Lyon. Je compris immédiatement que la chirurgie à ventre fermé modifiait simplement les conséquences pratiques de la voie d'abord abdomino-pelvienne et la gestuelle qui en découlait, sans changer ni l'essence ni les principes de la chirurgie et qu'elle était promise à un bel avenir.
Cette innovation s'inscrivait dans une évolution très nette de la chirurgie digestive, comme d'ailleurs d'autres spécialités chirurgicales, vers une moindre agression de l'opéré depuis une quinzaine d'années. C'était l'époque où Claude Liguory et Jean-Charles Coffin développaient l'endoscopie hépatobiliaire interventionnelle, où François Dubois et Gérard Berthelot enseignaient la réalisation des cholécystectomies par de courtes incisions de 3 cm et où Jacques Périssat et Denis Collet expérimentaient la lithotritie intravésiculaire.
Venons-en au 13 mars 1987, date de la première cholécystectomie coelioscopique officiellement recensée, effectuée par Philippe Mouret dans la plus grande discrétion à la clinique de la Sauvegarde dans la banlieue ouest de Lyon. Il ignorait que ce geste avait été effectué deux ans plus tôt en Allemagne par Éric Muhe opérant avec un endoscope ingénieux, mais inadapté. Une grave complication l'avait fait renoncer après la publication de ses premiers résultats en 1986 et sa tentative était restée confidentielle.
Voici la description de cette intervention par Philippe Mouret en 1992 dans le journal de coeliochirurgie fondé par Edmond Estour.

« La patiente m'avait été adressée pour des douleurs tenaces abdomino-pelviennes droites et une lithiase vésiculaire non compliquée. Nous étions convenus d'une coelioscopie exploratrice abdomino-pelvienne et ensuite d'une cholécystectomie par une courte incision sous-costale droite. Au jour dit, l'intervention débuta par la coelioscopie exploratrice. À cette époque, je me plaçais à gauche de l'opérée avec mon aide. Le pelvis était normal. En inclinant la patiente vers sa gauche, je découvris un important foyer adhérentiel du flanc droit qui fut progressivement libéré de bas en haut. Pour terminer la viscérolyse sous le foie, il fallut redresser la patiente en proclive, ce qui abaissa la masse intestinale et exposa une vésicule biliaire souple, libre, d'accès très simple. Poursuivant la coeliopréparation, je disséquais le canal cystique et l'artère cystique comme à ventre ouvert. Il n'y avait plus qu'à les clipper et à les sectionner. Ce que je fis naturellement dans la continuité de la démarche opératoire. Il ne restait plus qu'à décoller la vésicule de son lit hépatique et à l'extérioriser par l'orifice du trocart ombilical. L'intervention avait duré 2h30. J'avais le sentiment d'avoir atteint les limites de la voie coelioscopique avec le matériel disponible à l'époque et n'avais aucune envie de recommencer ce qui avait été pour moi une épreuve.

Mais, le lendemain matin, mon opinion changea complètement. En pleine forme, prête à partir, la patiente m'accueillit fraîchement, très contrariée de ne pas avoir de cicatrice de cholécystectomie, estimant que je n'avais pas respecté nos conventions. Je la rassurais, lui expliquant que j'avais enlevé sa vésicule biliaire en poursuivant la coelioscopie. Ravi de constater le caractère moins agressif de la voie coelioscopique dans son rétablissement immédiat. Cela justifiait à mes yeux d'avoir vaincu les difficultés de cette première intervention que je me résolus dès lors à reproduire dans des conditions similaires ».

Mais qui était cet expert discret en chirurgie coelioscopique ? Philippe Mouret naquit à Lisieux, le 29 septembre 1938, jour des accords de Munich. Sa mère, inquiète des rumeurs de guerre, avait quitté Paris pour accoucher à Lisieux, près de son frère, le chirurgien Jean Devaux qui joua par la suite un grand rôle dans la vocation chirurgicale de son neveu. Celui-ci passa la guerre dans le département de l'Aube chez sa grand-mère, ancienne institutrice et ancienne directrice d'école qui fit son éducation. À la Libération, la famille s'installa à Lyon quand son père eut trouvé un emploi chez Berliet. Au terme de ses études secondaires, Philippe Mouret s'inscrivit en médecine à Lyon et devint rapidement externe, puis interne en 1960. Comme c'était l'usage à l'époque, il assura parallèlement des fonctions d'enseignant à la faculté de médecine comme aide d'anatomie, puis comme prosecteur, et ses fonctions d'interne en chirurgie dans les différentes spécialités chirurgicales envisageant alors de succéder à son oncle comme chirurgien généraliste à Lisieux. Médaille d'or en 1964, il fit son service militaire dans les chasseurs alpins à Annecy en 1965 et devint chef de clinique-assistant dans le service de son maître Jacques Francillon, à l'hôpital Édouard-Herriot de 1966 à 1970.
Comme chirurgien de garde, Philippe Mouret était confronté à la pauvreté des examens d'imagerie médicale de l'époque et déplorait le recours à ses yeux trop fréquent à des coeliotomies exploratrices trop souvent négatives et alors inutilement traumatisantes. À la recherche de procédés simples d'exploration directe de la cavité abdomino-pelvienne, il rencontra Michel Cognat, gynécologue du service, spécialisé dans la prise en charge de la stérilité, qui l'initia à la coelioscopie exploratrice. Formé par Raoul Palmer à Paris, ce dernier transmit à Philippe Mouret son savoir-faire.
L'influence indirecte de Raoul Palmer sur l'intérêt de Philippe Mouret pour la coeliochirurgie mérite que nous nous arrêtions quelques instants sur cette forte personnalité. Raoul Palmer

était un gynécologue, chef de travaux dans le service de gynécologie de l'hôpital Broca, qui avait consacré sa vie professionnelle à la coelioscopie exploratrice du pelvis féminin, pour les mêmes raisons et dans le même but que Philippe Mouret. Excellent pédagogue, polyglotte d'origine suédoise, mais né à Paris en 1904, il recevait volontiers les praticiens français et étrangers qui le demandaient dans le réduit où il officiait. Dès les années 1930, il utilisait un cystoscope introduit par un petit orifice ombilical sous anesthésie locale en soulevant la paroi abdomino-pelvienne avec de l'air. Les années 1940 virent la mobilisation de la masse intestinale en inclinant la table d'opérations et la mobilisation de l'utérus à l'aide d'une canule introduite par le vagin. À son retour des USA en 1946, il fit faire un coelioscope dérivé du cystoscope et une aiguille d'insufflation dérivée de celle de Janos Veress, le Hongrois, destinée aux pneumothorax thérapeutiques tuberculeux. C'est également en 1946 qu'il publia à l'Académie de chirurgie avec Pierre Mocquot, ses 106 premières coelioscopies exploratrices, et, en 1956, qu'il montra le premier film de coelioscopie gynécologique au congrès de la stérilité à Naples. Avec l'anesthésie en circuit fermé, le remplacement de l'air par le dioxyde de carbone, la diversification des instruments ancillaires, la lumière froide et la mise au point du premier insufflateur avec Kurt Semm, gynécologue allemand, auteur de la première appendicectomie par coelioscopie en 1981, la chirurgie coelioscopique de purement exploratrice devenait progressivement curative de lésions de plus en plus complexes. Kurt Semm fit beaucoup pour la diffusion des idées de Raoul Palmer avec notamment les Français Hubert Manhés de Vichy, auteur de la première cure de GEU par coelioscopie en 1973, et Maurice-Antoine Bruhat de Clermont-Ferrand qui connaissaient tous deux Philippe Mouret dont ils appréciaient le savoir-faire.
Séduit par cette technique mini-invasive, Philippe Mouret la développa progressivement à l'hôpital Édouard Herriot avec le

soutien de Jacques Francillon et, à partir de 1970, à la clinique de la Sauvegarde. Passant insensiblement de l'adhésiolyse exploratrice à l'adhésiolyse curative, puis à des gestes plus complexes sur l'appareil génital féminin, il aborda peu à peu les urgences abdomino-pelviennes, ne progressant qu'avec prudence et rigueur, ce dont témoignera Jacques Baulieux qui fut un temps son collègue direct à l'hôpital. C'est en 1972 qu'il fit la première section de bride par coelioscopie pour occlusion de l'intestin grêle post-appendicectomie et ce fut pour lui le véritable début de la chirurgie digestive coelioscopique.
Sa grande innovation technique fut la triangulation permettant à l'opérateur de travailler comme à ventre ouvert en libérant son œil de l'œilleton de l'optique, grâce à la vidéo avec une caméra reliée à un moniteur de TV pouvant ainsi être confiée à l'aide, ce qui libérait ses deux mains pour travailler avec les instruments introduits par des trocarts correctement disposés. Simplifiant l'abord de la cavité péritonéale, la coelioscopie modifiait la gestuelle, mais ne changeait pas le principe et le déroulement du geste chirurgical proprement dit. Et c'est alors que de glissement explorateur en glissement curateur, Philippe Mouret se retrouva devant cette vésicule biliaire lithiasique qui s'offrait à lui ce fameux 13 mars 1987. L'enlever ou ne pas l'enlever. Il l'enleva et le regard des chirurgiens sur la chirurgie abdomino-pelvienne changea complètement. Il s'agissait de la continuité logique de l'expérience coelioscopique de vingt années d'un grand professionnel à l'esprit novateur et non pas d'une intuition subite.
Mais, il fallait à Philippe Mouret une caution indiscutable.
Ce fut François Dubois qui la lui apporta avec sa notoriété, sa rigueur et sa grande expérience de la chirurgie biliaire. Il raconta à plusieurs reprises leur rencontre à l'automne 1987.
« Je venais de terminer une cholécystectomie par mini-laparotomie utilisant une lampe frontale et de petites valves étroites spéciales chez une ravissante jeune femme quand je fis observer un peu naïvement à mon équipe qu'au moins elle

ne pourrait pas dire que je l'avais amochée. Ce à quoi une panseuse me répondit que c'était effectivement bien, mais qu'elle connaissait un chirurgien qui faisait mieux. Dire que je fus vexé est un euphémisme et je lui rétorquais qu'elle se moquait de moi. Mais, elle insista, ajoutant que Monsieur Mouret, chez qui elle venait de faire un remplacement, le faisait avec trois petits trous par coelioscopie. Le joignant par téléphone dans la foulée, il me confirma qu'il avait effectivement opéré plusieurs vésicules lithiasiques par coelioscopie, qu'il venait à Paris et qu'il pourrait me montrer la vidéo de sa dernière intervention dès le lendemain. À l'heure dite, je le retrouvai dans sa chambre du Hilton Suffren où il m'accueillit très gentiment et me montra son film. Ce fut une révélation et je m'en voulus de ne pas y avoir pensé plus tôt.
Je réalisais alors à quel point nous sommes prisonniers de nos habitudes mentales. Je disposais d'un coelioscope pour les explorations gastroentérologiques et gynécologiques et je faisais des acrobaties pour regarder dans un petit orifice pariétal sans envisager un instant d'utiliser ce coelioscope pour opérer ».
François Dubois commença immédiatement à s'entraîner, d'abord sur l'animal, car il disposait d'un laboratoire, puis sur les patients en disséquant le pédicule cystique et le triangle de Calot pour enlever ensuite la vésicule par une mini-laparotomie. Ce n'est qu'en avril 1988 qu'il se décida à faire sa première cholécystectomie entièrement par coelioscopie. Par la suite, il codifia l'intervention, contribua efficacement à différencier le matériel ancillaire en suscitant l'intérêt des industriels et choisit de se placer entre les jambes de l'opéré avec un aide de chaque côté de celui-ci. Envoyée fin 1988, la première publication de ses 65 premières cholécystectomies ne fut acceptée qu'un an plus tard quand la méthode se fut répandue dans le monde anglo-saxon. En effet, apparue en 1987, l'innovation de Philippe Mouret se répandit très rapidement dans le monde entier et, d'abord dans le monde anglo-

saxon en 1988 et 1989, avant de s'imposer dans le monde universitaire à partir de 1990. Tout se passait comme si un verrou psychologique avait sauté permettant à chacun de s'engouffrer dans cette nouvelle façon de faire à son rythme et avec ses moyens. La vidéo a joué un rôle majeur dans cette diffusion. Aucun texte ne remplace une belle image sur le plan didactique.
C'est d'abord Hervé Marsaud, gynécologue proche de Philippe Mouret, féru de vidéo, qui enregistra les interventions sur cassettes dès la seconde cholécystectomie coelioscopique. Et c'est avec ces premières cassettes que Philippe Mouret débarqua en 1988 à un congrès américain à Atlanta sans y avoir été invité, ayant eu vent par USSC de la présentation d'une cholécystectomie à ventre fermé au laser chez un homme. Il se leva lors de la discussion et présenta son expérience en s'appuyant sur ses cassettes qui furent présentées hors séance après qu'il eut été ovationné par l'assistance. C'est à cette occasion qu'on aurait parlé pour la première fois de la *« New French Revolution »*.
C'est ensuite Jean-Henri Alexandre qui accueillit son film sur la prise en charge des urgences abdomino-pelviennes par coelioscopie au Congrès international de chirurgie qu'il présidait à l'hôtel intercontinental à Paris, en juin 1988. Ce fut un tollé, mais Philippe Mouret fit front calmement et fut bien défendu par Jacques Baulieux.
C'est enfin Jacques Périssat, également invité à ce congrès avec Jacques Marescaux et d'autres, qui fut immédiatement convaincu en se faisant les mêmes reproches que François Dubois *(« Comment n'y ai-je pas pensé plus tôt ? »)*. Il réalisa ses premières cholécystectomies coelioscopiques fin 1988 et fonda la première école de coeliochirurgie en 1989 à Bordeaux. Il publia son expérience initiale à Louisville aux USA, fin 1989, au congrès de la SAGES (Society American of Gastro-Enterologic Surgery) où il fut rapidement coopté

avant de fonder l'EAES (European Association of Endoscopic Surgery) en 1990, avec l'Allemand Hans Troidl.
Et c'est à partir de 1989 que le groupe des trois mousquetaires Philippe Mouret, Francois Dubois et Jacques Périssat, s'adjoignant en fonction des circonstances un quatrième mousquetaire, Maurice-Antoine Bruhat, Edmond Estour ou Jean Mouiel, répandit la nouvelle dans le monde entier, faisant dire à Alfred Cushieri, fin 1989 : *« Qu'il n'y avait pas d'exemple dans l'histoire de la chirurgie où les bienfaits d'une technique se soient imposés à tous en si peu de temps ! »*
À partir de 1990, l'aventure se structura et se démocratisa avec la fondation du *Journal de Coeliochirurgie* par Edmond Estour et Philippe Espalieu, avec l'organisation des rencontres de Valence par Edmond Estour et Bijam Ghavami, avec la création d'un DU de coeliochirurgie à Nice par Jean Mouiel, avec la création du CICE (Centre international de chirurgie endoscopique) par Maurice-Antoine Bruhat à Clermont-Ferrand, avec l'organisation d'ateliers de coeliochirurgie à Bruxelles par Guy-Bernard Cadière et avec le rapport au 94ème Congrès français de chirurgie en 1992 sur la chirurgie abdomino-pelvienne par coelioscopie délivré par François Dubois et Maurice-Antoine Bruhat.
L'identification de la chirurgie mini-invasive à la cholécystectomie coelioscopique sera clairement affirmée par la fondation en 1994 par Jacques Marescaux à Strasbourg de l'IRCAD-EITS, avec Bernard Dallemagne, Joël Leroy, Didier Mutter, Patrick Pessaux, Michel Vix, Arnaud Wattiez et bien d'autres au fil des années, institution dévolue à l'enseignement de toutes ces nouvelles techniques, dites mini-invasives, à partir de cet événement fondateur. Pour conclure, il faut reconnaître que trente ans plus tard, pratiquement toute la chirurgie abdomino-pelvienne et une grande partie de la chirurgie thoracique se font par endoscopie vidéoassistée, que toutes les disciplines rivalisent d'ingéniosité pour supprimer toute agressivité inutile à la qualité du geste opératoire, que la chirurgie

assistée par ordinateur dite robotique va se généraliser, que le terme de mini-invasif est d'origine anglo-saxonne, ne signifiant pas que le geste est différent, mais que la voie d'abord est réduite au minimum, obligeant à revoir la gestuelle pour exécuter la même intervention qu'avec un abord traditionnel. Enfin, il est difficile de ne pas citer Georges Duhamel avec cette belle histoire en disant que : *« Si le roman est l'histoire du présent, l'histoire est le roman du passé »*.
Philippe Mouret s'est éteint le 20 juin 2008, après avoir été honoré de nombreux prix dont le prix de la prestigieuse fondation Honda en 2007. L'Académie de chirurgie se devait de l'honorer à son tour, même à titre posthume, par la médaille d'honneur de l'Académie.

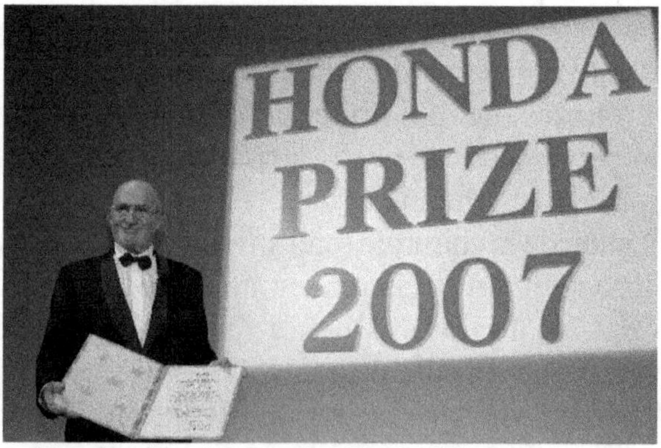

Remise du prix Honda 2007 à Philippe Mouret
(avec l'aimable autorisation de la Famille Mouret, 2021).

L'avènement de la chirurgie cardiaque à Paris[14]

Nous sommes en 1947 à l'hôpital Broussais à Paris.
La guerre était officiellement terminée depuis deux ans. L'Europe était dévastée. La France se relevait à peine de la plus grave défaite de son histoire. Mais, le plan Marshall était lancé et l'espoir renaissait malgré tout.
La chirurgie française réalisait alors qu'elle n'était plus l'une des meilleures du monde. Elle ne maîtrisait pas les méthodes modernes de l'anesthésie, comme l'anesthésie avec intubation trachéale, arrivées avec le corps de santé de l'armée américaine en 1944. Elle privilégiait encore la vitesse opératoire à la finesse de la technique opératoire. Et elle était passée à côté des progrès réalisés outre-Atlantique que permettaient ces nouvelles techniques anesthésiques.
L'hôpital Broussais était alors, avec l'hôpital Beaujon, un des fleurons de l'Assistance publique de Paris qui en avait fait l'acquisition en 1925 et l'avait inauguré en 1935 après l'avoir reconstruit. C'était auparavant un hôpital de fortune fait de baraquements construits en 1883 sur le site des mariniers dans le XIVe arrondissement de Paris lors d'une épidémie de choléra.
Le service de chirurgie avait été conçu comme les grands services de chirurgie de l'époque pour traiter l'ensemble de la pathologie chirurgicale. Il était dirigé depuis 1943 par un professeur de clinique chirurgicale renommé très orienté vers la chirurgie viscérale entouré de plusieurs assistants ayant chacun sa spécialité et dont certains étaient déjà universitaires.

---

[14] Par Philippe Marre, ancien Secrétaire général de 2015 à 2018 et actuel Président de l'Académie nationale de chirurgie pour 2021.
Séance solennelle du mercredi 9 janvier 2019. Grand amphithéâtre de l'Université René Descartes.

Au sommet de sa réussite parisienne hospitalière et universitaire, ce grand patron avait pris conscience du retard accusé par la chirurgie française. C'était lui qui avait été piqué au vif par Jean-Louis Faure lorsqu'il était venu lui demander une place d'interne en 1914 pour s'entendre répondre qu'il faisait fausse route, car tout avait été inventé en chirurgie.
L'anesthésie moderne ayant été installée dans son service dès 1946, il se tenait informé des innovations nord-américaines cherchant à développer de nouvelles activités chirurgicales. C'était le cas de la chirurgie cardio-vasculaire qui n'avait fait l'objet jusqu'alors que de rares tentatives en France notamment avec Mathieu Jaboulay, avec son élève, Alexis Carrel à Lyon, qui avaient mis au point la technique des sutures vasculaires vers 1910 et avec Théodore Tuffier à Paris qui avait dilaté une sténose aortique en 1912. Intéressé par cette nouvelle discipline, le patron avait appris qu'un chirurgien du John Hopkins Hospital de Baltimore opérait avec succès, depuis 1944, des enfants cyanosés souffrant de tétralogie de Fallot. Des collectes de fonds avaient permis de confier à ce chirurgien quelques petits patients français qu'il avait guéris.
Le patron prit contact avec lui et l'invita à venir opérer d'autres enfants cyanosés dans son service. Le chirurgien américain accepta connaissant la réputation de ce grand patron parisien et débarqua à Broussais avec son assistant, son technicien de laboratoire et la pédiatre cardiologue qui devait choisir les petits patients à opérer. Tout était prêt en octobre 1947 pour opérer les sept enfants bleus qu'elle avait choisis.
C'est alors que deux difficultés apparurent.
Tout d'abord, l'équipe américaine ne parlait pas français et personne dans ce grand service parisien ne parlait correctement l'anglais. Fort heureusement, la secrétaire du patron eut la bonne idée de lui rappeler que l'un de ses élèves parlait couramment l'anglais. Mais, ils étaient tous deux en froid et cet élève était parti s'installer au Mans. La conversation téléphonique fut brève : *« J'ai besoin de vous – Monsieur,*

j'arrive ». Le jeune assistant s'entendit très bien avec l'équipe américaine dont il se fit le guide.
Ensuite, on s'aperçut que ce grand service de clinique chirurgicale parisien manquait de clamps vasculaires. Qu'à cela ne tienne, la secrétaire du patron apporta une nouvelle fois la solution. Elle suggéra d'aller explorer les caisses de matériel abandonnées par le service de santé de l'armée américaine à l'hôpital américain de Neuilly lors de sa progression vers la Belgique en 1944. Le jeune assistant fila en vélo à Neuilly et en rapporta deux boîtes de clamps vasculaires.
Quant à l'anesthésie de ces enfants, elle devait être assurée par une femme originaire de Biélorussie très au fait des techniques modernes d'anesthésie apprises aux États-Unis dont elle était de retour après y avoir émigré en 1940.
Les sept interventions se passèrent très bien et tous les enfants guérirent. Cette grande première fut une réussite complète qui décida le patron à orienter une partie de l'activité de son grand service vers la chirurgie cardiaque dont il dut naturellement tout apprendre.
Vous avez reconnu les protagonistes de cette histoire. Le grand patron était François de Gaudart d'Allaines. L'Américain était Alfred Blalock. L'assistant anglophone était Charles Dubost. L'anesthésiste était Nadia du Bouchet que François d'Allaines et Pasteur Vallery-Radot avaient rencontrée à New York en 1946 et fait revenir des États-Unis pour lui confier l'anesthésie à Broussais.
Né à Blois en 1892, François d'Allaines était âgé de 55 ans en 1947. Après des études secondaires à Paris au lycée Louis-le-Grand et au lycée Henri-IV, il avait entrepris des études de médecine interrompues par la guerre de 1914, après sa nomination à l'internat. Après la guerre, son internat terminé, il parcourut brillamment le chemin initiatique hospitalo-universitaire de l'époque et devint assistant de Paul Lecéne, puis de Jean-Louis Roux-Berger, avant de devenir chef de service à l'hôpital Antoine-Chantin, puis à l'hôpital Lari-

boisière. Sa notoriété dépassait la France et la consécration arriva avec la responsabilité du service de clinique chirurgicale de l'hôpital Broussais en 1943. François d'Allaines partageait son temps entre ses activités hospitalières, universitaires et chirurgicales, le matin à l'hôpital Broussais et l'après-midi à la clinique Violet.
Jean-Louis Lortat-Jacob qui le rejoignit en 1949 le décrivait ainsi : *« Il a trop d'esprit pour montrer de l'ambition et trop de sagesse pour marquer de l'impatience. Son commerce est enchanteur. Il se demande si l'on ne pourrait pas ... et on réalise. S'il n'aurait pas fallu ... et on réforme. Si à votre place il aurait su ... et on se jure d'apprendre. Si dans de telles circonstances il aurait agi de même ... et on est décidé à agir différemment. Sa discrétion et son tact sont sans égal... Il n'est pas impératif, mais son autorité est grande. »*
Et c'est ainsi que la visite d'Alfred Blalock à Broussais ouvrit la voie à la chirurgie cardio-vasculaire à Paris.
L'équipe chirurgicale de Broussais développa rapidement avec l'équipe anesthésique de Nadia du Bouchet une activité chirurgicale à cœur fermé, puis à cœur ouvert. En 1952, était créée à Paris, pour François d'Allaines, la première chaire de clinique chirurgicale cardio-vasculaire. Et en 1955, plus de 1 600 interventions cardiaques avaient été effectuées à Broussais. Marceau Servelle et Jean Mathey à Paris, Paul Santy à Lyon et Robert de Vernejoul à Marseille se lançaient à leur tour dans la chirurgie cardiaque.
Très vite, se fit sentir le besoin d'un centre de chirurgie cardiaque moderne et bien équipé à Paris. Ce projet vit le jour en 1961 sur le terrain de Broussais situé en face du grand service de chirurgie générale, grâce en partie à l'action de Pierre Bellemare. Avec son émission *Vous êtes formidables* sur Europe 1 relayée par des camions publicitaires sillonnant Paris, Pierre Bellemare en amorça le financement en 1957. On donna le nom de René Leriche à ce grand centre spécialisé

alors unique en son genre en France. François d'Allaines prit sa retraite en 1963 confiant sa succession à Charles Dubost.
Il se retira à Clémont en Sologne, au domaine de Lauroy hérité d'une vieille tante pour se consacrer à l'exploitation du domaine en maintenant de courts séjours à Paris. Il disparut accidentellement en 1974 au volant de sa 2CV au croisement d'une route de campagne en revenant de l'une des fermes de son domaine.

Né en 1899, Alfred Blalock avait 48 ans en 1947. Formé à la John Hopkins Medical School de Baltimore, il avait assumé diverses responsabilités, notamment à l'Université Vanderbilt de Nashville avant de revenir comme professeur et chef de service au John Hopkins Hospital en 1941 pour se consacrer à la chirurgie thoracique. Dans les années 1930, il avait bâti sa réputation sur la chirurgie de la coarctation de l'aorte et de la myasthénie.
Il avait surtout développé un laboratoire de chirurgie expérimentale avec un technicien hors pair, Vivien Thomas, sans lequel il ne pouvait opérer et qui restera dans l'ombre de son patron jusqu'à la mort de celui-ci, n'étant pas médecin. Après le décès d'Alfred Blalock, Vivien Thomas initia des générations de chirurgiens cardiaques à la chirurgie expérimentale et fut finalement reçu docteur en médecine en 1976.
À la demande de sa collègue cardiologue pédiatre Helen Taussig, Alfred Blalock avait mis au point, avec ce technicien et avec son assistant Henry Bahnson, une cure palliative à cœur fermé de la tétralogie de Fallot.
Cette cardiopathie congénitale cyanogène est la mieux connue, car la plus fréquente. Décrite en 1888 par Etienne-Louis Arthur Fallot, cette malformation comporte deux anomalies principales, la sténose du tronc de l'artère pulmonaire et la communication interventriculaire, elles-mêmes responsables des deux anomalies secondaires que sont l'hypertrophie ventriculaire droite et le glissement apparent de la valve aortique

vers la droite. L'intervention était palliative et consistait à réoxygéner partiellement le sang artériel systémique par une anastomose entre l'artère sous-clavière gauche et l'artère pulmonaire gauche.
Mais, donnons la parole à François d'Allaines faisant l'éloge d'Alfred Blalock à l'Académie des sciences dont celui-ci était membre associé étranger. *« Helen Taussig voyait beaucoup de tétralogies de Fallot. Elle eut un jour l'occasion de faire l'autopsie d'un enfant qui n'était pas bleu, mais avait les malformations de cette anomalie congénitale. Elles étaient associées à la persistance d'un gros canal artériel entre le tronc de l'artère pulmonaire et l'aorte. Blalock attribua à cette coïncidence la correction de la cyanose alors qu'il aurait pu n'y pas prêter attention. Elle lui donna l'idée de la dérivation entre la circulation systémique et la circulation pulmonaire pour diminuer la cyanose »*. Voilà un bel exemple de sérendipité. Ce fut le point de départ de son intervention correctrice palliative qu'il tenta et réussit en 1944 après deux années d'expérimentation animale. Alfred Blalock s'éteignit en 1964, riche d'une belle carrière américaine et internationale.

Né en 1914 à Saint-Gaultier, Charles Dubost avait 33 ans en 1947. Son père était pharmacien rue Monsieur le Prince à Paris. Il fit naturellement ses études secondaires dans ce quartier au lycée Louis-le-Grand et au lycée Henri-IV avant de se lancer dans la carrière médicale ayant eu très tôt la passion de la chirurgie. Nommé interne en 1938, son internat fut interrompu par la guerre. Il fut affecté en 1939 dans une unité d'artillerie de forteresse, puis en 1944 dans une unité chirurgicale mobile, ayant entre-temps repris son internat. Il fit également un court passage à Port-Saïd dont il rapporta la passion de l'égyptologie.
Charles Dubost eut la chance d'avoir deux grands patrons qui marquèrent son cursus hospitalo-universitaire. Henri Mondor dont il fut le chef de clinique et François d'Allaines dont il

devint l'assistant en 1946, à Broussais. En apparence tout tracé, son destin hésitait lorsqu'il partit s'installer au Mans avant d'être rappelé d'urgence pour prendre en charge l'équipe d'Alfred Blalock. Le succès de cette affaire scella alors son destin.

François d'Allaines le garda auprès de lui à Broussais. Il devint chirurgien des hôpitaux en 1949, puis professeur agrégé en 1955. Il était en charge du développement de la chirurgie cardiaque avec son patron, parallèlement à leur activité de chirurgie viscérale majeure digestive, endocrinienne et vasculaire. Rapidement, fut installé à l'instigation d'Alfred Blalock, un embryon de laboratoire de chirurgie expérimentale à Broussais orienté sur la chirurgie cardio-vasculaire. Charles Dubost écrivit plus tard à un confrère suisse : *« Blalock m'avait tant impressionné en 1947, que j'avais décidé d'abandonner la chirurgie digestive pour me consacrer entièrement à la chirurgie cardio-vasculaire qui allait devenir une nouvelle branche de la chirurgie ».*

C'est ainsi qu'il réussit en 1951 la première exérèse d'un anévrisme de l'aorte abdominale sous-rénale suivie du rétablissement de la continuité artérielle à l'aide d'une homogreffe conservée préparée par Jacques Oudot. Ce fut un exploit, car l'anévrisme fut réséqué en totalité comme s'il s'agissait d'une formation tumorale. Mais, la difficulté de cette technique la fit abandonner rapidement au profit de celle d'Oscar Creech, élève de Michael de Bakey qui admirait Charles Dubost. On lui doit le principe du traitement des anévrismes par mise à plat-greffe supprimant l'exérèse de la coque anévrismale. Il fut également, avec René Kuss, un pionnier de la greffe rénale comme il était avec Jean Vaysse, un pionnier du traitement chirurgical de l'hypertension artérielle.

En 1953, René Sauvage demanda à Charles Dubost d'organiser avec Philippe Blondeau parallèlement à leur activité à Broussais, une unité de chirurgie cardiaque au centre médico-chirurgical Marie-Lannelongue alors situé rue de Tolbiac à

Paris. Ce centre bénéficiait d'un laboratoire de chirurgie expérimentale équipé. Ils y firent la première intervention à cœur ouvert en Europe, en 1955. Charles Dubost céda cette unité à Jean Langlois et à Jean-Paul Binet en emmenant Philippe Blondeau avec lui pour prendre la responsabilité du centre de chirurgie cardiaque de Broussais en 1963.
Il héritait de François d'Allaines la chaire de chirurgie cardio-vasculaire avec le prestigieux service du pavillon René Leriche. Il y forma de nombreux élèves, parmi lesquels Claude d'Allaines, Alain Piwnica, Daniel Guilmet, Robert Soyer, Alain Deloche, Jean-Noël Fabiani et bien d'autres. C'est notamment sous son impulsion que la mise au point d'une hétérogreffe de valve cardiaque par Alain Carpentier et la maîtrise de la technique de la greffe cardiaque avec Jean-Paul Cachera aboutirent en 1968 à la valve de Carpentier qui fit le tour du monde, et à la première greffe cardiaque en Europe ayant permis une survie prolongée de l'opéré.
Son ami Maurice Mercadier le décrivait ainsi : *« Charles Dubost était un chirurgien exceptionnel. À la clarté de son jugement répondait la sûreté de son geste, à la vivacité de son esprit la promptitude de ses réflexes... L'aider était une joie et tout aide avait la sensation exaltante de participer à un rituel magique aux résultats heureux ». « J'ai eu le privilège,* a répondu Charles Dubost, *de participer depuis trente ans à la naissance et au développement de la chirurgie du cœur... J'ai vécu une aventure fascinante et qui continue, car rien n'est jamais achevé et tout peut être remis en question ».*
Estimé dans le monde entier, Charles Dubost prit sa retraite en 1984, abandonnant définitivement la chirurgie comme son patron l'avait fait avant lui et partageant son temps entre Paris et le Midi. Il s'éteignit à Paris, en 1991.
Cette belle aventure illustre magnifiquement la démarche scientifique qui est faite du mélange réussi d'ingrédients appréciés séparément que sont l'ouverture d'esprit, l'humilité intellectuelle et la décision réfléchie. Comme toutes les

grandes innovations, la chirurgie cardiaque était dans l'air depuis une cinquantaine d'années, mais il fallut cette invitation réussie de François d'Allaines à Alfred Blalock pour qu'elle se concrétise.

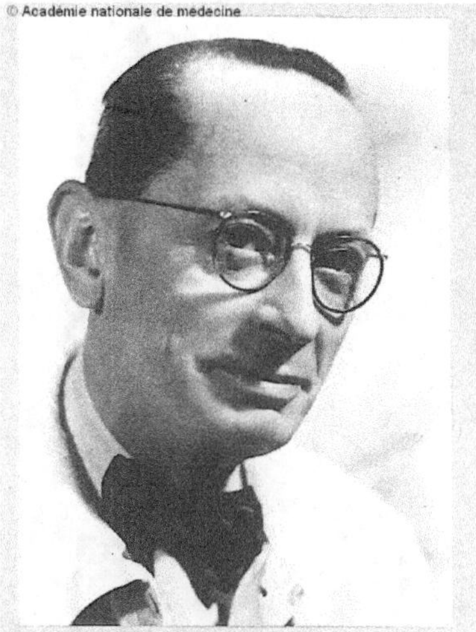

François de Gaudart d'Allaines (1892-1974)
(© Bibliothèque de l'Académie nationale de médecine,
Paris, 2021, Réf. anmpx44x0042).

Le couple franco-allemand dans la chirurgie[15]

On a coutume à l'heure actuelle de parler du couple franco-allemand, qu'il s'agisse de la marche de l'Europe ou des compétitions sportives. Ce couple franco-allemand s'est également illustré dans la compétition scientifique.
Il suffit de rappeler la compétition entre d'une part Louis Pasteur, chimiste, qui découvre en 1861 que la fermentation est liée à des organismes vivants et qui vaccinera, en 1885, Joseph Meister contre la rage. Parallèlement, en Allemagne, Robert Koch, médecin généraliste qui avait même une mauvaise vue et s'était équipé d'un microscope, découvrit, en 1873, la bactérie du charbon, puis, en 1882, le bacille de la tuberculose. Les échanges lors du quatrième congrès international d'hygiène et de démographie à Genève en 1882, retracés par des traductions volontairement imparfaites, avaient alimenté la polémique. Cette histoire a été très bien racontée par Maxime Schwartz.
Au XIXe siècle, il y avait déjà eu un échange à distance entre Philipp Bozzini en 1806 qui avait introduit le Lichtleiter qui, aidé d'une flamme de bougie, permettait l'exploration gynécologique basse. En 1853, Antonin Jean Desormeaux, qui reste le fondateur de l'urologie, chef de service à l'hôpital Necker à Paris, introduit le premier endoscope dont la lumière bien plus puissante est apportée par un mélange d'alcool et de térébenthine. Il fit même quelques gestes interventionnels.
L'histoire qui nous concerne aujourd'hui va s'étendre de 1901 à 1990 pour l'introduction et la généralisation de la voie

[15] Par Hubert Johanet, actuel Secrétaire général de l'Académie nationale de chirurgie depuis 2019.
Séance solennelle du mercredi 18 décembre 2019. Grand amphithéâtre de l'Université René Descartes.

d'abord coelioscopique. Or, celle-ci se passera essentiellement entre l'Allemagne et la France. Quatre intervenants extérieurs seulement l'ont remarqué : le Suédois Hans Christian Jacobaeus qui publia les premiers patients opérés par coelioscopie, Janos Veress qui, en 1938, a introduit l'aiguille pour réaliser le pneumopéritoine, Harold Hopkins en 1950 qui mit en place les bases scientifiques de l'exploitation de la lumière froide et enfin Camran Nezhat qui, en 1986, introduit la vidéo-endoscopie.

Au début du XXe siècle, l'Allemagne est un pays puissant :

- par sa population puisqu'elle dispose de 67 millions d'habitants contre 41 millions de Français ;
- et surtout par son industrie, avec ses matières premières et par l'étroite collaboration qui existe entre les écoles de techniciens et les collèges, les chefs d'atelier et les lycées, les écoles d'ingénieurs et l'université elle-même. Ceci permit de créer de très nombreuses entreprises, la plupart du temps familiales, qui, spécialisées dans le petit outillage et l'industrie, devinrent pour la plupart, et sont encore actuellement, des leaders mondiaux.

La France dominée dans ce secteur est réactive ; elle va en particulier favoriser les échanges dans les cas des expositions universelles. Ces expositions universelles ont débuté en 1851 à Londres avec la création du Crystal Palace. Il s'agissait alors de montrer les progrès de chaque pays dans le cadre de la révolution industrielle et de favoriser les échanges non dénués d'arrière-pensées politiques et diplomatiques. Dans la seconde partie du XIXe siècle, la France organisera cinq des treize expositions universelles. Cela drainera de nombreux congrès, en particulier à Paris de quelque spécialité que ce soit.

Un siècle plus tard, en 2018, Paris reste la ville la plus importante en nombre de congrès internationaux et Düsseldorf est la ville qui reçoit le principal congrès pour le matériel médical dans le monde. Les choses n'ont pas tant changé.

C'est en 1901 que Georg Kelling réalise la première laparoscopie chez un chien. Il appelle cette intervention « coelioscopie ». Il utilise pour la première fois un trocart pour introduire un cystoscope. Il fait un pneumopéritoine pour insuffler de l'air et pour prévenir un saignement abdominal. Il dit avoir opéré deux patients, mais n'a pas publié. C'est Hans Christian Jacobeus qui publiera le premier en 1911 dans le journal de médecine de Munich. Il a effectué 17 laparoscopies sous anesthésie locale chez des patients avec ascite et met en exergue la possibilité de la coelioscopie pour examiner les cavités séreuses.
L'évolution sera lente dans la première partie du XXe siècle. C'est Heinz Kalk de Berlin qui va développer la coelioscopie diagnostique en 1928, en utilisant un trocart optique à 135 degrés pour essentiellement réaliser des biopsies du foie, mais aussi de la rate sous anesthésie locale. Il met en exergue l'intérêt de la laparoscopie diagnostique qui sera largement repris par les gastro-entérologues et publiera 2 000 laparoscopies en 1939.
Le progrès va repasser de l'autre côté de la frontière avec Raoul Palmer, interne des hôpitaux de Paris en 1928 et chef de travaux de gynécologie de la faculté de médecine de Paris, chez Robert Proust, le frère de Marcel, successeur de Jean-Louis Faure à l'hôpital Broca.
Il introduit successivement :
- la position de Tredelenburg ;
- l'hystéromètre ;
- l'utilisation du gaz carbonique, et non de l'air, pour le pneumopéritoine ;
- il construit un appareil pour connaître la pression d'insufflation exacte.
Les débuts sont difficiles. Les patients sont opérés sous anesthésie locale avec un pneumopéritoine inférieur à 25 millimètres de mercure. La lumière est assurée par une batterie électrique et un rhéostat. Son épouse racontera plus tard que,

pendant la guerre, il allait chercher des bouteilles de CO2 en vélo en banlieue. Il confiera à Kurt Semm que les patientes ne souhaitaient pas une deuxième coelioscopie.
Ces premiers travaux seront rapportés par Mocquot à l'Académie de chirurgie en juin 1946, concernant 108 cas, et il rapportera 250 cas dans le *Journal de gynéco-obstétrique* en 1947. Les choses vont beaucoup évoluer en 1952. Il va bénéficier d'une source de lumière multipliée par 100, de la possibilité d'anesthésie générale et d'une salle d'opération à sa disposition.
Il réalisa :
- outre de très nombreuses laparoscopies diagnostiques et adhésiolyses ;
- les premières électrocoagulations tubaires ;
- les prélèvements d'ovocytes ;
- les premiers films en couleur.

Il bénéficie en effet des initiatives de Max Forestier. Ce médecin qui a créé les colonies de vacances est médecin scolaire. Ce dernier constate que beaucoup d'enfants sont atteints de tuberculose et que les bronchoscopies sont de piètre qualité. Il va faire passer un accord entre le CNRS et l'Institut national d'optique pour améliorer les endoscopes, et décrira l'endoscope universel à tel point que Robert Palmer pourra en 1955 réaliser son premier film en 8 millimètres, et en couleur. Cet endoscope universel obtiendra le diplôme d'honneur de l'exposition universelle de 1958 à Bruxelles.
En réalité, ce progrès sera très rapidement supplanté par Karl Storz, ingénieur allemand qui fabriquait déjà des endoscopes et qui, après avoir échangé avec Harold Hopkins, va permettre de dompter la lumière froide, mais surtout de déconnecter la source lumineuse de l'endoscope.
De plus, ce procédé va permettre d'obtenir une vision qui n'avait jamais été encore égalée. Il règle encore à ce jour tous les problèmes de la lumière qui n'étaient pas résolus depuis le Lichtleiter de Bozzini en 1806.

Les progrès continuent en Allemagne avec Kurt Semm, gynécologue installé à Kiel, fils et frère dirigeant une entreprise de matériel médical. Il va introduire successivement :

- l'insufflateur automatique ;
- des nouveaux procédés d'électrocoagulation, notamment la pince bipolaire ;
- les nœuds intra et extracorporels ;
- le lavage aspiration ;
- et le pelvitrainer.

Tout cela dans une hostilité ambiante puisqu'il va être interdit de publication par le *Journal of Obstetric of Gynecology* estimant que ces travaux ne sont pas éthiques. Certaines de ses interventions seront interrompues, on débranche la prise électrique pendant le congrès pour les mêmes raisons.

Il va développer la triangulation et publier, en septembre 1980, le premier cas d'appendicectomie par coelioscopie.

Mal lui en prend et il est menacé d'exclusion par le président de la Société allemande de chirurgie. Il devra même réaliser un scanner cérébral pour prouver ses capacités.

Inspiré des travaux de Raoul Palmer et de Kurt Semm, l'initiative repasse en France grâce à l'école de Maurice-Antoine Bruhat à Clermont-Ferrand qui réalisera, avec Hubert Manhes en 1972, le premier traitement conservateur coelioscopique d'une grossesse extra-utérine. Il créera en 1990, le Centre international de chirurgie endoscopique où afflueront alors de très nombreux chirurgiens de France et de l'étranger, gynécologues et digestifs qui se formeront aux bases de la coelioscopie.

En Allemagne, on progresse parallèlement, car c'est Éric Muhe qui, en 1985, réalise la première cholécystectomie par coelioscopie. Cette intervention sera là encore accueillie avec un grand scepticisme et son article sera refusé en 1990 par l'*American Journal of Surgery* du fait de son mauvais anglais. Probablement subjugué par l'effet de l'intervention, il décide d'avancer encore plus et de réaliser cette intervention sans optique et sans pneumopéritoine par l'intermédiaire d'un simple trocart adapté qu'il appelle le galloscope et qu'il accroche au rebord costal. Comme on pouvait s'y attendre, cette opération sera vouée à l'échec. De plus, à cette époque, l'essor de la chirurgie dans les calculs vésiculaires est discuté d'une part par l'introduction des solvants biliaires et de la lithotritie extracorporelle d'autre part.

Les progrès sont constants de part et d'autre de la frontière. En France, Philippe Mouret à Lyon suit les progrès de ses confrères gynécologues, réalise des adhésiolyses et finit par réaliser en catimini plusieurs cholécystectomies. Mais, il enregistre cette intervention sur une cassette vidéo et une de ses panseuses vient travailler avec François Dubois à l'hôpital de la Cité universitaire. Depuis plusieurs années, François Dubois progresse dans l'abord minimal conventionnel des cholécystectomies et, apprenant le progrès de Philippe Mouret, le rencontre. Il va finalement développer la technique, l'évaluer et la publier.

Les 37 cas seront adressés en avril 1989 et publiés aux États-Unis en janvier 1990. Dans l'intervalle, François Dubois va présenter la technique au deuxième symposium international de chirurgie endoscopique à Atlanta. L'impact est énorme : une véritable traînée de poudre, dans le monde entier à travers toutes les spécialités, qualifiée de nouvelle révolution française. Dès lors, l'histoire de la coelioscopie est accomplie.

Une fois de plus, les diverses initiatives tant techniques qu'intellectuelles de la part des Français et des Allemands ont permis de faire progresser la science dans le monde entier.

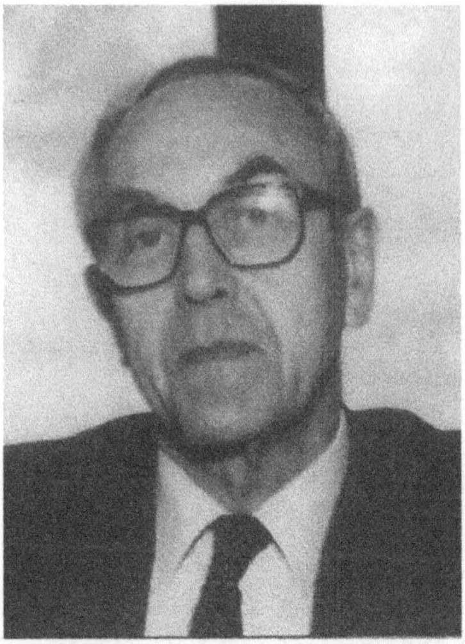

François Dubois (1989)
(avec l'aimable autorisation de M. François Dubois, 2021).

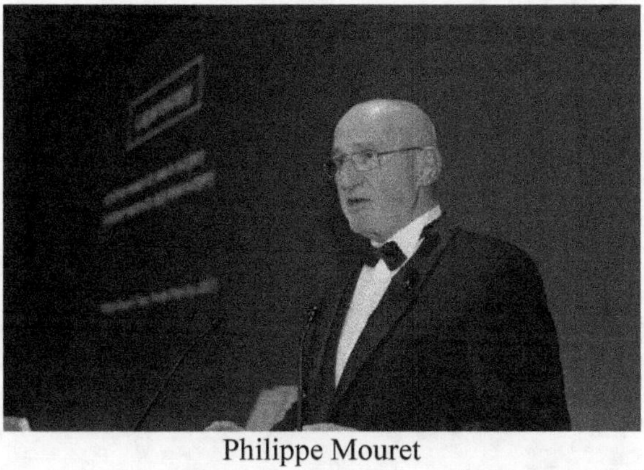

Philippe Mouret
(avec l'aimable autorisation de la Famille Mouret, 2021).

Conclusion

L'Académie nationale de chirurgie est la plus vieille académie médicale française. Fondée en 1731 par Mareschal, premier médecin de Louis XV, puis par Lapeyronie qui lui succède dans cette charge, elle prend tout d'abord le nom de Société royale de chirurgie. Elle devient par la suite l'Académie royale de chirurgie en 1748. Le 8 août 1793, la Convention vote la fermeture de toutes les Académies et de toutes les sociétés savantes. L'Académie royale est donc supprimée.

Elle ne renaît qu'en 1843 sous l'impulsion de plusieurs chirurgiens. Elle prend alors le nom de Société de chirurgie de Paris. En 1875, elle change son appellation pour Société nationale de chirurgie. En 1935, elle devient l'Académie de chirurgie et adopte, en 1997, son identité actuelle : l'Académie nationale de chirurgie.

Elle est *« la dépositaire de son histoire, le témoin de son évolution et la garante de son éthique »*.

Attachée fortement à son patrimoine riche et dense, elle s'intéresse à tout ce qui fait de la chirurgie ce qu'elle est aujourd'hui. Son histoire n'est pas occultée bien évidemment. Dans une démarche indéniablement liée au devoir de mémoire, cet opus est l'occasion de se remémorer des symboles forts issus tous de son histoire multiséculaire. Il permet également le rappel de son action de Santé publique toujours efficiente et pérenne en 2021, malgré un contexte pandémique incontestablement difficile.

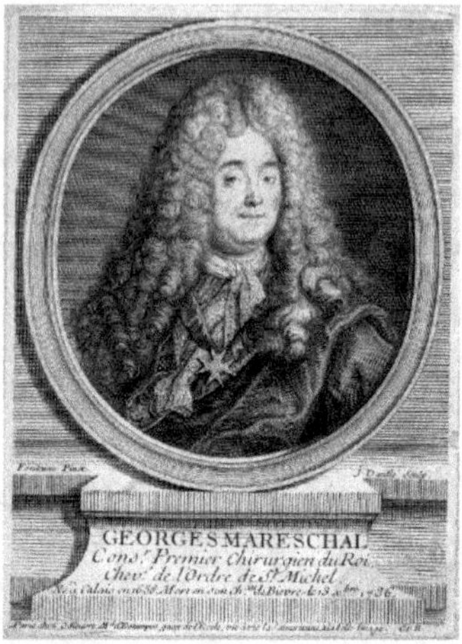
GEORGES MARESCHAL
Premier Chirurgien du Roi
Chev.r de l'Ordre de St Michel
Georges Mareschal (1658-1736)
(© Bibliothèque interuniversitaire de Santé,
Paris, 2021, Réf. CIPB0973).

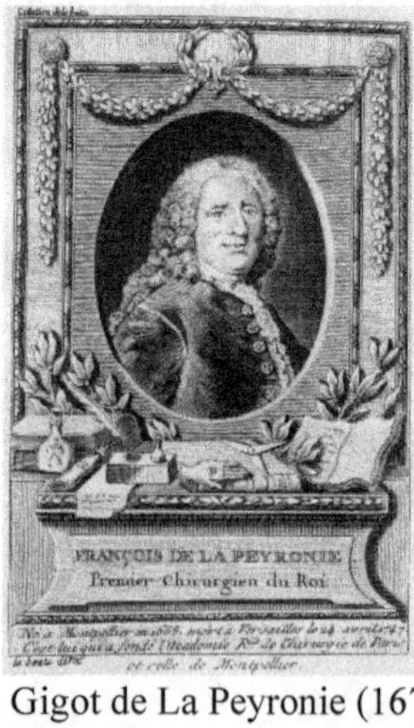
FRANÇOIS DE LA PEYRONIE
Premier Chirurgien du Roi
François Gigot de La Peyronie (1678-1747)
(© Bibliothèque interuniversitaire de Santé,
Paris, 2021, Réf. CIPB2073).

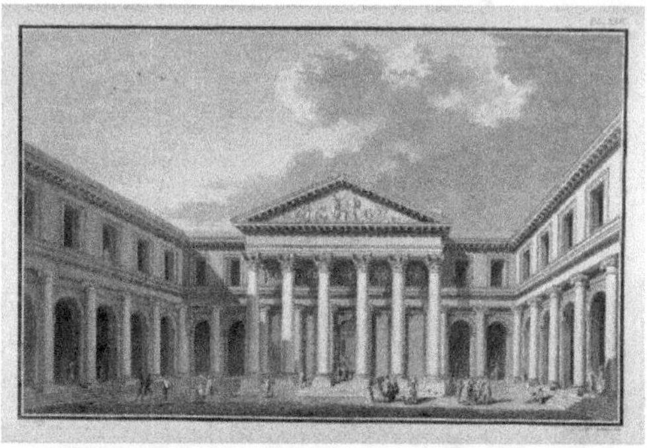

La cour d'honneur des Ecoles de chirurgie, Paris, 1780
(© Bibliothèque interuniversitaire de Santé,
Paris, 2021, Réf. 00018).

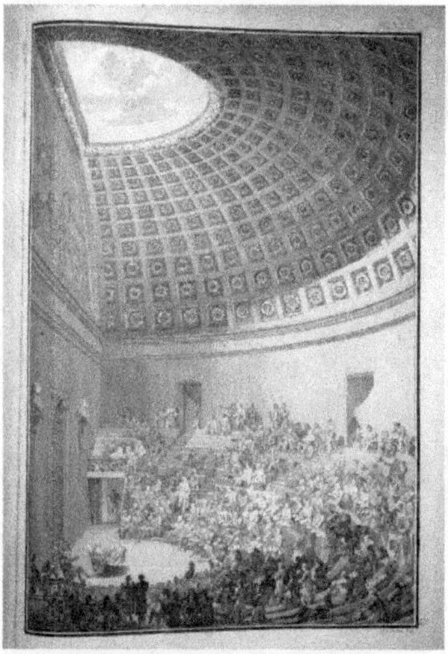

L'intérieur du grand amphithéâtre – 1780
(© Bibliothèque interuniversitaire de Santé,
Paris, 2021, Réf. 00017).

Remerciements

Un grand merci à M. le Président Philippe Marre de l'Académie nationale de chirurgie pour cette belle initiative, pour sa participation active et sa confiance en nous. Son accueil chaleureux depuis nos premiers pas à l'Académie a toujours été d'un grand réconfort.
Un grand merci au Pr Patrice Le Floch-Prigent, actuel archiviste de l'Académie nationale de chirurgie, pour son intérêt et son soutien dans cette démarche.
Un grand merci également au Pr Henri Judet, ancien Secrétaire général et ancien Président de l'Académie nationale de chirurgie, et au Pr Hubert Johanet, actuel Secrétaire général. Leur gentillesse à notre encontre a toujours été sincère et véritable.
Un grand merci également à tous les proches collaborateurs de l'Académie nationale de chirurgie qui ont contribué au présent ouvrage.
Un grand merci enfin au Pr Michel Germain, membre de l'Académie nationale de chirurgie, notre grand ami, qui nous a permis de vivre cette belle aventure académique.
Nous tenons enfin à remercier les Éditions L'Harmattan pour leur soutien dans ce projet.
Nos plus vifs remerciements à M. Jean-François Vincent de la Bibliothèque interuniversitaire de Santé de Paris et à M. Damien Blanchard de la bibliothèque de l'Académie nationale de médecine.
Notre gratitude à la famille Mouret qui nous a autorisé à publier des photos du Pr Philippe Mouret.
Nos remerciements enfin au Pr François Dubois de l'Académie nationale de médecine, au Pr Jean-Charles Soria, directeur de Gustave Roussy, et à Mme Françoise Prost, responsable de

la communication institutionnelle, interne et patients à la Direction de la communication et de la philanthropie.
Merci enfin à M. Gilles Plagnol pour l'excellence de sa photographie de couverture.

Table des matières

Structures éditoriales du groupe L'Harmattan

L'Harmattan Italie
Via degli Artisti, 15
10124 Torino
harmattan.italia@gmail.com

L'Harmattan Hongrie
Kossuth l. u. 14-16.
1053 Budapest
harmattan@harmattan.hu

L'Harmattan Sénégal
10 VDN en face Mermoz
BP 45034 Dakar-Fann
senharmattan@gmail.com

L'Harmattan Cameroun
TSINGA/FECAFOOT
BP 11486 Yaoundé
inkoukam@gmail.com

L'Harmattan Burkina Faso
Achille Somé – tengnule@hotmail.fr

L'Harmattan Guinée
Almamya, rue KA 028 OKB Agency
BP 3470 Conakry
harmattanguinee@yahoo.fr

L'Harmattan RDC
185, avenue Nyangwe
Commune de Lingwala – Kinshasa
matangilamusadila@yahoo.fr

L'Harmattan Congo
67, boulevard Denis-Sassou-N'Guesso
BP 2874 Brazzaville
harmattan.congo@yahoo.fr

L'Harmattan Mali
ACI 2000 - Immeuble Mgr Jean Marie Cisse
Bureau 10
BP 145 Bamako-Mali
mali@harmattan.fr

L'Harmattan Togo
Djidjole – Lomé
Maison Amela
face EPP BATOME
ddamela@aol.com

L'Harmattan Côte d'Ivoire
Résidence Karl – Cité des Arts
Abidjan-Cocody
03 BP 1588 Abidjan
espace_harmattan.ci@hotmail.fr

Nos librairies en France

Librairie internationale
16, rue des Écoles
75005 Paris
librairie.internationale@harmattan.fr
01 40 46 79 11
www.librairieharmattan.com

Librairie des savoirs
21, rue des Écoles
75005 Paris
librairie.sh@harmattan.fr
01 46 34 13 71
www.librairieharmattansh.com

Librairie Le Lucernaire
53, rue Notre-Dame-des-Champs
75006 Paris
librairie@lucernaire.fr
01 42 22 67 13

www.ingramcontent.com/pod-product-compliance
Lightning Source LLC
LaVergne TN
LVHW051022051026
849532LV00004BA/1329